Grigori Grabovoi

DIE ZAHLEN DER STEINE ZUR EWIGEN ENTWICKLUNG

Die Arbeit „Steinerne Zahlen zur ewigen Entwicklung„ wurde von Grigori Grabovoi im Jahr 2000 in der Russischen Sprache fertiggestellt.
Ergänzt durch Grigori Grabovoi.

Teil 3

2015

Jelezky Publishing, Hamburg

www.jelezky-publishing.com

1. Auflage

Deutsche Erstausgabe, März 2015

© 2015 der deutschsprachigen Ausgabe

SVET UG, Hamburg (Herausgeber)

Auflage: 2015-1, 17.03.2015

Weitere Informationen zu den Inhalten:

„SVET Zentrum", Hamburg

www.svet-centre.com

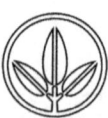

© SVET UG (haftungsbeschränkt), 2015

Die Verwertung der Texte und Bilder, auch auszugsweise, ist ohne Zustimmung des Verlags urheberrechtswidrig und strafbar. Dies gilt auch für Vervielfältigungen, Übersetzungen, Mikroverfilmung und für die Verarbeitung mit elektronischen Systemen.

ISBN: 978-3-945549-15-5   © Г. П. Грабовой, 2000

Haftungsauschluß

Die hier zuvor gegebenen Informationen dienen der Information über Methoden zur Selbsthilfe, die auch für andere Menschen anwendbar sind. Die Methoden haben sich seit vielen Jahren bewährt, doch eine Erfolgsgarantie kann nicht übernommen werden. Die vorgestellten Methoden von Grigori Grabovoi sind mentale Methoden der Ereignissteuerung. Sie basieren auf der individuellen geistigen Entwicklung.

Jeder, der diese Methoden für sich oder andere anwendet oder auch weitergibt, handelt in eigener Verantwortung.

Die Nutzung des hier vorgestellten Inhaltes ersetzt nicht den Arztbesuch und das ärztliche Tun in Form von Diagnose, Therapie und Verschreibungen. Auch die Absetzung verschriebener Medikamente darf aus dem Inhalt dieser Schrift nicht abgeleitet werden.

Wir möchten ausdrücklich darauf hinweisen, daß diese Steuerungen keine „Behandlung" im konventionellen Sinne darstellen und daher die Behandlung durch Ärzte nicht einschränken oder ersetzen sollen.

Im Zweifelsfall folgen Sie also den Anweisungen Ihres behandelnden Arztes, oder eines sonstigen Mediziners, oder Apothekers Ihres Vertrauens!

(Und erzielen dementsprechend die konventionellen Ergebnisse.)

Jelezky Publishing UG

© Г. П. Грабовой, 2000

Inhaltsverzeichnis

1. Einleitung..5

2. Konzentration auf die Zahlen der Steine..14

Einleitung

Die Reaktion des Bewusstseins auf Steine kann man als eine zusammenschrumpfende Wahrnehmung, analog zu der Tatsache, dass dichte Steine eine Komprimierung von Substanzen bedeuten, betrachten. Eine Wechselwirkung auf der Bewusstseinsebene des Steins und des Luftraums bedeutet in vielerlei Hinsicht eine Wechselwirkung von gegensätzlichen Strukturen im Bewusstsein. Beim Wahrnehmen dieser Wechselwirkung stellt sich heraus, dass man durch das Eindringen des Bewusstseins ins Innere des Steins empfinden kann, wie sich der Luftraum um ihn rum ausweitet und das sehr schnell. Je schneller Sie mit dem Bewusstsein in die innere Struktur des Steins eindringen, desto stärker füllen Sie die heftige, über-schnelle Bewegung des äusseren Umfeldes. Es entsteht das schöpferische Gefühl einer Sättigung mit Freude und Energie.
Dadurch dass man die Bewegung des Bewusstseins etwas abbremst, kann man wahrnehmen wie die Energie, die vom Stein ausgeht, Sie auffüllt. Ein Stein ist eine erstarrte Substanz für das Bewusstsein und die innere Sphäre des Bewusstseins hält ihre Bewegung an, um die Frage zu beantworten, auf welche Art und Weise der im Luftraum lokale Stein solch eine Energie haben kann. Und hier wird eines der Gesetze des Bewusstseinsaufbaus eröffnet, welches darin besteht, dass das Bewusstsein als Substanz eine eigene Logik

besitzt, das Bewusstsein kann denken. Eigentlich wird ein Gedanke meistens auch als im Bewusstsein entstanden wahrgenommen. Aber es nur eine Sichtweise der Wahrnehmung und des Verstehens der Welt, wenn das Bewusstsein als eine Ableitung des Menschen gesehen wird und es ist etwas ganz anderes, wenn bei der Wechselwirkung des Bewusstseins mit der Information des Steins das Bewusstsein als eine Lebensform wahrgenommen wird, die einen Gedanken reproduziert.

Ausgehend von diesem Wissen und durch das Gegenüberstellen des physischen Körpers des Menschen mit seinem eigenen Bewusstsein, kann man dann verstehen, dass ein Mensch in seiner Natur unendlich ist, da sein Bewusstsein fähig ist sich selbst weiter zu entwickeln. Und alle diese Prozesse der Wahrnehmung werden durch die Seele reguliert, die sich zum Zeitpunkt solcher Gedankengänge im Zentrum des Menschen befindet, unteranderem im physischen Körper und gleichzeitig der Mensch selber ist. Die Seele, die durch den Schöpfer für den Menschen bestimmt wurde, ist nicht zerteilbar, es ist eine einheitliche Substanz, die keinen Anfang und kein Ende hat.

Man könnte sein Bewusstsein einfach auf seine Seele stützen und ewig leben. Mit Hilfe von Zahlen sieht es so aus, dass die Projektion der einen Zahl auf eine andere zu einer Eins führt, da es für das Bewusstsein nur einen Stahl der Projektion gibt. Die Zahl zwei z. B., die sich neben der eins befindet, richtet den Projektionsstrahl auf die Zahl eins. Wenn es in der Zahlenreihe keine Zahl eins gibt, dann wird die Zahl eins neben der Reihe gebildet. Auf diese Weise kann man bei der Wahrnehmung von Steinen, ihren Abbildungen oder Namen mit einer gleichzeitigen Wahrnehmung von Zahlen betrachten, dass die Zahlen anfangen selbstständig eine Wirkung auf Ereignisse auszuüben.

Damit die Form des Bewusstseins in der Struktur der Seele des Menschen die Form einer Seele hat, das heißt, dass das Bewusstsein für ein ewiges Leben des Menschen durch eine seelische Handlung mit der Seele übereinstimmt, kann man sich auf die Zahlenreihe **8880318980419** konzentrieren. Man sollte sich so konzentrieren, als ob Sie mit ihrem Geist durch die Reihe gleiten, ohne auf Zahlen anzuhalten. Steinerne Zahlen trennen Steine vom äußeren Raum und bringen somit das Bewusstsein zum Funktionieren nach den Gesetzen der Seele, das heißt zum ewigen Leben. Genauso wie der äußere Raum für ewig mit dem Stein verbunden ist, so kann man auch das Bewusstsein des Menschen als für ewig mit dem Menschen verbunden ansehen.

Durch die Konzentration auf die steinernen Zahlen fixieren Sie es und erlangen die Ewigkeit und ein Instrument für eine Entwicklung in der Ewigkeit. Man kann es so betrachten, dass die komplette äußere Ewigkeit in der Struktur des Steins auf physischer Ebene, die dem Bewusstsein des Menschen entspricht, sie enthält und dass Sie dort ewig sind. Sobald man sich mit solch einem Element der

Realität im Stein eingefühlt hat und Sie werden feststellen, dass Ihr eigenes Bewusstsein innerhalb dieses Elements alles organisiert.

Wenn man die Frage stellt, wie das Bewusstsein funktioniert, dann kann man hierbei sehen, dass es durch eine Organisation der Lebenssphären arbeitet, die sich im Menschen bilden und während diese sich ausbreiten, verbreiten sie eine Materie für den Aufbau von Ereignissen in den äußeren Raum. In dem man sich ins Zentrum der Quelle der Sphären vertieft, sieht man das Bewusstsein des Schöpfers, den Menschen selbst, aber so wie Gott ihn sieht, in einem unvorstellbar schönem, weißem Licht und Leuchten; dabei wird der Grundstein einer Reinheit von Gedanken gelegt.

Deshalb sind viele Steine so anziehend schön und es kommt vor, dass es schwierig ist wegen dem Vergnügen des Betrachtens die Augen von ihnen abzuwenden. Viele Steine auf dem Niveau der Information der Reaktion auf die Welt haben eine schnelle Dynamik des Lichts und bei solchen Geschwindigkeiten unterscheidet sich ihre Information auf einer Mikroebene nicht von der Information des Lebens. Der Schöpfer nimmt alles als lebendig wahr und in dieser Wahrnehmung hat sie keinen Abbruch. Für die Gewährleistung eines ewigen Lebens für sich selbst und alle anderen versuchen Sie es so wahrzunehmen.

Durch die Konzentration auf den Zahlen der Steine und Mineralien erhalten Sie Wissen einer ewigen Entwicklung, was ein ewiges Leben garantiert. Verwenden Sie dynamische Systeme der Konzentration, wenn die Geschwindigkeit der Wahrnehmung der ersten drei Zahlen einer zehnstelligen Reihe höher ist, als die nachfolgenden sieben Ziffern. Die ersten drei Ziffern erlauben es durch die harte Schale des Steins durchzudringen, dabei lehrt es durch Ereignisse einer beliebigen Dichte zu gehen ohne den Weg zu verlieren. Die nachfolgenden sieben Ziffern enthalten Wissen der Harmonie des ewigen Lebens und erlauben es auf eine natürliche, aus der Natur des Lebens entstandene Lebensweise eine ewige Entwicklung zu haben.

Im Buch werden in der Mineralogie bekannte Begriffe verwendet.

Mineral (das) – Ein natürlicher Körper, verhältnismäßig homogen in der Zusammensetzung und in seinen Eigenschaften, der als Resultat von natürlichen, physisch-chemischen Prozessen gebildet wird, die auf der Oberfläche und in den Tiefen der Erde und anderer Planeten stattfinden; ist ein Bestandteil von Gesteinsarten, Erz und Meteoriten.

Die Mehrheit der Mineralien sind Kristallsubstanzen oder haben sich vorher in einem Kristallzustand befunden, haben diesen jedoch als Resultat eines mitamikten, das heißt ohne Veränderungen der chemischen Zusammensetzung, Zerfalls verloren.

Mineralien trifft man in der Natur hauptsächlich als verschiedenartige Körner einer falschen Form an, die keinerlei kristallographische Umrisse, jedoch unabhängig davon in den meisten Fällen eine innere Kristallstruktur haben.

In einem beliebigen Naturmineral sind Informationen darüber enthalten, wann und wo dieser entstanden ist, unter welchen Bedingungen sich dieser entwickelt hat, welchen Einwirkungen dieser unterlag, welche persönlichen Eigenschaften dieser erworben hat, sowie welche Wechselwirkung dieser mit benachbarten Mineralien und anderen räumlichen Objekten hatte.

Als Stein wird ein harter Körper bezeichnet, der sowohl aus einem, wie auch aus zwei und mehr Mineralien besteht.

Chemische Formel eines Minerals

Die chemische Formel eines Minerals bringt seine chemische Zusammensetzung als eine Abfolge von Symbolen chemischer Elemente zum Ausdruck, die durch unterstehende stöchiometrische Indexe versorgt werden, welche die relativen Mengen von Atomen verschiedener Sorte anzeigen, die in dessen Zusammensetzung miteingehen.

Kristallographische Eigenschaften

Kristallsystem - In der Kristallographie ist dies eine Gruppe Symmetriearten, in die Kristalle eingehen, welche ähnliche Elemente der Symmetrie haben und durch bestimmte geometrische Kontanten charakterisiert werden.

Einige physische Eigenschaften von Mineralien

Farbe – Die Fähigkeit des Minerals den einen oder den anderen Teil des sichtbaren Spektrums widerzuspiegeln oder durch sich hindurch zu lassen.

Innere Reflexe (Durchsichtigkeit) – Das Studieren der inneren Reflexe ergibt eine Vorstellung über Eigenschaften der Durchsichtigkeit der Mineralien.

Stichfarbe – Mineralien, die eine Mohshärte kleiner als 6 auf der Mohs Skala haben, hinterlassen einen Streifen wenn man mit dem Mineral über eine nicht glasierte Phosphorplatte (Biskuit) streicht. Deshalb nennt man die Stichfarbe auch Farbe im Pulver. In anderen Worten bleibt beim durchziehen einer Linie auf der Platte eine Spur vom Mineral in Form eines dünnen Pulvers. Wenn die Mohshärte des Minerals höher ist als 6, dann zerkleinert man für die Bestimmung des gegebenen Indikators das Mineral in einem Mörser und bestimmt die Farbe des Pulvers mit weißem Papier als Hintergrund.

Die Farbe der Linie oder die Farbe des Minerals im Pulver kann sich von der Farbe des Minerals selbst unterscheiden und erweist sich als eine stabilere Eigenschaft, oder ein genauerer diagnostischer Indikator des Minerals.

Opazität – Die Fähigkeit eines Minerals Licht durch sich durch zu lassen.

Glanz von Mineralien – Eine Charakteristik der spiegelnden Fähigkeit einer Stoffoberfläche, das heißt, ein Lichteffekt, welcher durch die Spiegelung eines Teils des Lichtstrahls hervorgerufen wird, der auf das Mineral fällt.

Mohshärte eines Minerals (Härtegrad) – Dies ist die Fähigkeit eines Minerals einer mechanischen Einwirkung, sowie dem Kratzen mit einem spitzen Gegenstand oder mit einem anderen Mineral, stand zu halten. Für praktische Ziele benutzt man eine Mohs`sche Härteskala, die anfangs des XIX Jahrhunderts durch den Österreichischen Mineralogen Mohs vorgestellt wurde.

Mohs`sche Härteskala
1. Talk
2. Gips
3. Kalkspat
4. Flussspat
5. Apatit
6. Orthoklas
7. Quarz
8. Topas
9. Korud
10. Diamant

Dichten (g/cm³)– von Mineralien werden überwiegend durch zwei Methoden bestimmt:
- durch die Methode der Verdrängung von Flüssigkeit, in anderen Worten, durch das Abwägen des Musters und die Messung des Volumens des durch das Mineral verdrängten Wassers im Behälter. Dies ist die sogenannte Abwägungsmethode.
- Durch die Methode des Verlustes von Gewicht im Mineral, wel-

ches in Wasser eingetaucht wurde (das absolute Gewicht des Musters wird geteilt durch den seinen Verlust an Gewicht im Wasser), oder entsprechend dem Archimedischen Gesetzt.

Dichte γ – Dies ist das Verhältnis des Gewichtes **P** zu deren eingenommenem Volumen **V**.

$\gamma = P/V$

Tenazität – charakterisiert den Wiederstand eines Materials eines Minerals gegen Deformation oder Zerstörung. Die Sprödigkeit von Mineralien wird bei einem mechanischen Entzweibrechen festgestellt. Die Sprödigkeit hängt nicht von der Mohshärte des Minerals ab. Z. B. ein Diamant, welcher als der härteste unter den Mineralien gilt, ist spröde. Mineralien sind ebenfalls verformbar und biegsam.

A

Autunit – 5496812198

Morphologie – dünne stäbchenförmige Kristalle, glimmerartige, quadratische; schuppige Aggregate.

Chemische Formel – $Ca(UO_2)_2(PO_4)_2 * 10-12H_2O$

Man muss sich auf den ersten drei Symbolen der chemischen Formel konzentrieren, auf «C», «a», «U», «O», Kennzahl «2».

Kristallsystem – tetragonal.

Farbe des Minerals – gelb, grünlich-gelb, blaßgrün; dunkelgrün, grünlich-schwarz.

Strichfarbe – blaßgelb.

Opazität – durchsichtig, halbdurchsichtig.

Glanz – gläsern, perlmuttern.

Härtegrad – 2–2,5.

Dichte – 3,05–3,2.

Radioaktivität– 3,754,512.44.

Zusätzlich – stark radioaktiv.

Die Radioaktivität muss man durch gedankliche Konzentration reduzieren auf der fünften Zahl der Zahl, die die Radioaktivität kennzeichnet, d.h. **5**. Danach muss man diese Zahl **5** in die Unendlichkeit führen und mit dem Bewusstsein so lange hinführen, bis die Radioaktivität auf 0 absinkt.

B

Berthonit – 3842916947

Klasse – Sulfide.

Chemische Formel – $CuPbSbS_3$.

Man muss sich auf der gesamten chemischen Formel dieses Minerals konzentrieren.

Kristallsystem – rautenförmig.

Farbe des Minerals – stahlgrau, dunkelgrau.

Strichfarbe – grau.

Man muss gedanklich die Strichfarbe von grau zu weiß übertragen.

Opazität – nicht durchsichtig.

Glanz – metallisch.

Härtegrad – 3.

Bruch – muschelig.

Tenazität – brüchig.

Dichte – 5,7–5,9.

Bismutan – 4965913198

Morphologie – prismatische Kristalle, nadelige; durchgängig körnige Masse, strahlenförmige oder faserige Aggregate.

Klasse – Sulfide.

Chemische Formel – Bi_2S_3

Man muss sich auf der gesamten chemischen Formel konzentrieren.

Kristallsystem – rautenförmig.

Farbe des Minerals – zinnweiß bis silbrig-weiß mit bleigrauer Tönung, gelbes oder buntes Farbenspiel.

Strichfarbe – grau.

Opazität – nicht durchsichtig.

Glanz – stark metallisch.

Bruch – splitterig, uneben.

*Härtegrad – **2–2,5**.*

Den Härtegrad muss man gedanklich verringern auf **1**.

Tenazität – lässt sich mit einem Messer schneiden, biegsam, aber nicht elastisch.

*Dichte – **6,4–6,8–7,1**.*

Zusätzlich – Erz für Wismut.

Bjarebiet – 5186412197

Chemische Formel – **(Ba, Sr) (Mn,Fe,Mg)$_2$Al$_2$(PO$_4$)$_3$(OH)$_3$**.

Bei der chemischen Formel muss man sich auf den ersten beiden Symbolen des gegebenen Konzentrationsniveaus konzentrieren – «**B**», «**a**».

Kristallsystem – monoklin.

Farbe des Minerals – smaragdgrün.

Strichfarbe – weiß.

Glanz – nahe dem diamanten.
*Härtegrad – **4**.*
*Dichte – **4,02**.*

Blütschliit – 5486412197

Chemische Formel – **$K_2Ca(CO_3)_2$.**

Bei der chemischen Formel muss man sich direkt auf der gesamten chemischen Formel konzentrieren.

Kristallsystem – trigonal.

Farbe des Minerals – gräulich-gelb, bräunlich-grau, kann blaßgelb sein.

Opazität – halbdurchsichtig.

*Dichte – **2,60**.*

*Radioaktivität – **468.92**.*

Boleit – 3987412886

Chemische Formel – **$KAg_9Pb_{26}Cu_{24}Cl_{62}(OH)_{48}$.**

Man muss sich auf die ersten drei chemischen Zeichen der chemischen Formel des gegebenen Minerals konzentrieren – «K», «A», «g».

Kristallsystem – kubisch.

Farbe des Minerals – tiefblau, Farben von Berliner Blau oder Indigo, ins blau übergehend, blaugrün in den inneren Reflexionen und im Durchscheinen.

Strichfarbe – blau, mit einem Grünstich.

Opazität – halbdurchsichtig.

Glanz – glasig, perlmuttern.

*Härtegrad – **3–3,5**.*

*Dichte – **5,054**.*

*Radioaktivität – **4,47**.*

Bolivarit – 6497812196

Chemische Formel – $Al_2PO_4(OH)_3 * 4H_2O$

Man muss sich auf der gesamten chemischen Formel des Minerals konzentrieren.

Kristallsystem – amorph.

Farbe des Minerals – ein blasses grünlich-gelb.

Glanz – gläsern.

*Härtegrad – **2,5**.*

Bruch – glatt, muschelig.

*Dichte – **2,05**.*

Boltwoodit – 3185412197

Chemische Formel – $(K,Na)(UO_2)[HSiO_4] \times 0.5H_2O$.

Man muss sich auf dem ersten Symbol «K» der chemischen Formel des Minerals konzentrieren.

Kristallsystem – monoklin.

Farbe des Minerals – blaßgelb, orange-gelb.

Strichfarbe – weiß.

Opazität – halbdurchsichtig

Glanz – ähnlich dem gläsernen, wächsern, seidig.

*Härtegrad – **3,5–4**.*

Bruch – uneben.

Tenazität – brüchig.

*Dichte – **4,7**.*

*Radioaktivität – **4,162,622.33**.*

Bonakkordit – 3196412187

Chemische Formel – $Ni_2Fe^{3+}O_2(BO_3)$

Man muss sich auf den ersten beiden Symbolen dieses Minerals konzentrieren – «**N**», «**i**».

Kristallsystem – rautenförmig.

Farbe des Minerals – rötlichbraun, hellgrau.

*Härtegrad – **7**.*

*Dichte – **5,17**.*

Bonattit – 8942174986

Chemische Formel – $Cu(SO_4)*3H_2O$.

Man muss sich auf der gesamten chemischen Formel des Minerals konzentrieren.

Die Fähigkeit, sich auf den Formeln allmählich zu konzentrieren und manchmal schnell oder häufig, was sofort dazu führt, dass Sie anfangen, die innere Struktur der Formeln zu verstehen. Sie nehmen wahr, warum diese genau auf diese Weise auf der Ebene der Formen niedergeschrieben ist, die Sie im Bewusstsein wahrnehmen, wenn Sie gedanklich die geometrische Form der Information betrachten, die mit der chemischen Formel verbunden ist.

Kristallsystem – monoklin.

Farbe des Minerals – blaßblau.

Strichfarbe – weiß.

Opazität – durchsichtig, scheint durch.

Glanz – glasig, matt.

*Härtegrad – **2–2,5**.*

Bruch – granular.

*Dichte – **2,66**.*

Bonstedit – 5948917186

Chemische Formel – $Na_3Fe^{2+}(PO_4)(CO_3)$.

Man muss sich auf der gesamten chemischen Formel dieses Minerals konzentrieren.

Kristallsystem – monoklin.

*Härtegrad – **4**.*

*Dichte – **2,95–3,16**, Mittelwert **3,05**.*

Boracit – 8943162197

Chemische Formel – $Mg_3B_7O_{13}Cl$.

Man muss sich auf der gesamten chemischen Formel dieses Minerals konzentrieren.

Kristallsystem – rautenförmig.

Farbe des Minerals – farblos, grau, grünlich-bläulich, gelb.

Strichfarbe – weiß, hellgrau.

Opazität – durchsichtig, scheint durch.

Glanz – glasig, diamanten.

*Härtegrad – **7–7,5**.*

Bruch – muschelig.

*Dichte – **2,91–3,1**.*

Borischanksit – 3184192186

Chemische Formel – $Pd(As, Pb)_2$.

Man muss sich auf der gesamten chemischen Formel dieses Minerals konzentrieren.

Kristallsystem – rautenförmig.

Farbe des Minerals – dunkles stahlgrau.

Opazität – nicht durchsichtig.

Glanz – metallisch.

*Härtegrad – **4**.*

*Dichte – **10,1**.*

Borcarit – 5496412197

Chemische Formel – $Ca_4MgB_4O_6(CO_3)_2(OH)_6$.

Man muss sich auf den ersten beiden Symbolen «C», «a» dieses Minerals konzentrieren.

Kristallsystem – triklin.

Farbe des Minerals – blaugrün, farblos.

Glanz – gläsern.

*Härtegrad – **4**.*

*Dichte – **2,77**.*

Bornemanit – 5486472198

Chemische Formel – $Na_6BaTi_2Nb(Si_2O_7)_2(PO_4)O_2(OH)F$.

Man muss sich auf den ersten fünf Symbolen der chemischen Formel dieses Minerals konzentrieren «N», «a», «6», «B», «a».

Kristallsystem – triklin.

Farbe des Minerals – blaßgelb.

Opazität – durchsichtig, halbdurchsichtig.

Glanz – perlmuttern.

*Härtegrad – **3,5–4**.*

Tenazität – brüchig.

*Dichte – **3,47– 3,5**.*

*Radioaktivität – **5.90**.*

Die Radioaktivität kann man hier schnell verringern durch die eigentümliche Methode des Zuschlagens. Zuerst hören Sie den

Knall im Gedankenraum, dann sehen Sie, dass die Radioaktivität verschwunden ist. D.h. der Grund des Verschwindens der Radioaktivität ist ein Geräusch ähnlich dem Knall.

Bornit – 3148415496

Klasse – Sulfide.

Chemische Formel – Cu_5FeS_4.

Man muss sich auf der gesamten chemischen Formel dieses Minerals konzentrieren.

Kristallsystem – tetragonal.

Farbe des Minerals – kupferrot, bronzegelb mit rötlichen Schattierungen, lila mit blauem Farbspiel.

Strichfarbe – gräulich-schwarz.

Opazität – nicht durchsichtig.

Glanz – metallisch.

Härtegrad – 3–4.

Bruch – muschelig.

Dichte – 4,9–5,1.

Bornhardtit – 5498412186

Chemische Formel – Co_3Se_4.

Man muss sich auf den ersten beiden Symbolen «C», «o» der chemischen Formel dieses Minerals konzentrieren.

Kristallsystem – kubisch.

Farbe des Minerals – im Dünnschliff rosa.

Opazität – nicht durchsichtig.

Glanz – metallisch.

Härtegrad – 4.

Dichte – 5,18.

Boromuskovit – 3196412198

Chemische Formel – $KAl_2(Si_3B)O_{10}(OH)_2$.

Man muss sich auf den folgenden Anfangssymbolen der chemischen Formel dieses Minerals konzentrieren «K», «A», «l», «2».

Kristallsystem – monoklin.

Farbe des Minerals – weiß.

Strichfarbe – weiß.

Glanz – gläsern, glanzlos.

Härtegrad – 2,5–3.

Dichte – 2,81.

Radioaktivität – 146.03.

Botryogen – 3975412986

Morphologie – prismatisch.

Chemische Formel – $MgFe^{3+}(SO_4)_2(OH)*7H_2O$.

Man muss sich auf den ersten beiden Symbolen «M», «g» dieses Minerals konzentrieren.

Kristallsystem – monoklin.

Farbe des Minerals – rot bis orange.

Strichfarbe – ockergelb.

Opazität – durchsichtig, halbdurchsichtig.

Glanz – gläsern.

*Härtegrad – **2–2,5**.*

Bruch – muschelig.

*Dichte – **2,14**.*

Die Dichte kann man gedanklich verkleinern auf zwischen **1** und **2,14** indem man versucht, die Information aus seinem Bewusstsein abzulesen und bekommt eine Verkleinerung der Dichte des äußeren Systems. Das ist auch einer der Grundsätze der Heilung.

Borax – 6495412186

Morphologie – körnige Masse.

Chemische Formel – $Na_2B_4O_5(OH)_4 * 8H_2O.$

Bei der chemischen Formel muss man sich auf den ersten beiden Symbolen dieser Formel konzentrieren – «**N**», «**a**».

Kristallsystem – monoklin.

Farbe des Minerals – weiß, farblos, grau, gelblich, selten bläulich oder grünlich.

Strichfarbe – weiß.

Opazität – durchsichtig, trüb, kristallhell.

Glanz – gläsern, fettig, matt.

*Härtegrad – **2**.*

Bruch – uneben, muschelig.

Tenazität – brüchig.

*Dichte – **1,715**.*

Boothit – 5184912196

Morphologie – feste Aggregate, körnig oder faserig.

Chemische Formel – $CuSO_4*7H_2O$.

Kristallsystem – monoklin.

Farbe des Minerals – hellblau.

Opazität – durchsichtig, scheint durch.

Glanz – gläsern, seidig, perlmuttern.

*Härtegrad – **2–2,5**.*

*Dichte – **2,1**.*

Boulangerit – 5496412174

Bei der Konzentration auf die steinerne Zahl muss man versuchen zu sehen, dass diese Konzentration verbunden sein kann mit der Konzentration auf die chemische Formel, wodurch sich der Effekt der Steuerung erhöht.

Klasse – Sulfide.

Chemische Formel – $Pb_5Sb_4S_{11}$.

Bei der chemischen Formel muss man sich in diesem Fall auf

der gesamten Formel konzentrieren.

Kristallsystem – monoklin.

Farbe des Minerals – bleigrau bis eisenschwarz.

Strichfarbe – bräunlich-grau.

Opazität –nicht durchsichtig.

Glanz – metallisch.

*Härtegrad – **2,5–3**.*

Tenazität – brüchig.

*Dichte – **6,23**.*

Boussingaultit – 5184912196

Morphologie – kurzprismatisch.

Chemische Formel – $(NH_4)_2Mg(SO_4)_2 * 6H_2O$.

Bei der chemischen Formel muss man sich auf den ersten beiden Symbolen konzentrieren – «N», «H».

Kristallsystem – monoklin.

Farbe des Minerals – farblos bis gelblich-rosa.

Strichfarbe – weiß.

Opazität – durchsichtig.

Glanz – gläsern.

*Härtegrad – **2**.*

*Dichte – **1,722**.*

Brannerit – 8945484796

Morphologie – unvollständige prismatische oder isometrische Kristalle. Chemische Formel – $(U^{4+},Ca,Th,Y)(Ti,Fe)_2O_6$.

Man muss sich auf der gesamten chemischen Formel dieses Minerals konzentrieren.

Kristallsystem – monoklin.

Farbe des Minerals – schwarz, rötlichbraun, gelblich-braun.

Strichfarbe – grünlich-braun.

Opazität – scheint an den Rändern durch.

Glanz – gläsern, harzig, halbmetallisch, diamanten.

*Härtegrad – **4–5**.*

Bruch – muschelig, uneben.

*Dichte – **4,5–5,43**.*

*Radioaktivität – **2,547,583.09**.*

Braunit – 3186412197

Klasse – Oxide.

Chemische Formel – $Mn^{2+}Mn_6^{3+}O_8SiO_4$.

Man muss sich auf der gesamten chemischen Formel dieses Minerals konzentrieren.

Kristallsystem – tetragonal.

Farbe des Minerals – schwarz, eisern-schwarz, braunschwarz.

Strichfarbe – schwarz, mit bräunlicher Tönung.

Opazität – nicht durchsichtig.

Glanz – metallisch.

*Härtegrad – **6–6,5**.*

*Dichte – **4,7–5,0**.*

Breithauptit – 4986412197

Morphologie – stäbchenförmig.

Chemische Formel – **NiSb.**

Man muss sich auf der gesamten chemischen Formel dieses Minerals konzentrieren.

Kristallsystem – hexagonal.

Farbe des Minerals – helles kupferrot.

Strichfarbe – dunkel, rotbraun.

Opazität – nicht durchsichtig.

Glanz – metallisch.

*Härtegrad – **5,5**.*

Bruch – uneben.

*Dichte – **8,23**.*

Brinobertsit – 5486412197

Chemische Formel –
$(Na,K,Ca)_{0.3}(Al,Fe,Mg)_4(Si,Al)_8O_{20}(OH)_4 * 3.5H_2O$.

Man muss sich auf den ersten beiden Symbolen «**N**», «**a**» dieses Minerals konzentrieren.

Kristallsystem – monoklin.

Farbe des Minerals – farblos.

Strichfarbe – weiß.

Glanz – matt.

*Härtegrad – **1**.*

*Dichte – **2,75**.*

*Radioaktivität– **4.25**.*

Britholit – 8943614897

Morphologie – prismatisch.

Chemische Formel – $(Ce,Y,Ca)_5(SiO_4,PO_4)_3(OH,F)$.

Man muss sich auf den ersten beiden Symbolen «**C**», «**e**» dieses Minerals konzentrieren.

Kristallsystem – hexagonal.

Farbe des Minerals – gelb, braun, schwarz.

Opazität – durchsichtig, durchscheinend.

Glanz – diamanten.

*Härtegrad – **5**.*

Bruch – muschelig.

*Dichte – **4,2–4,69**.*

Brockit– 4987412196

Chemische Formel – $(Ca,Th,Ce)PO_4 * H_2O$.

Man muss sich auf der gesamten chemischen Formel konzentrieren.

Kristallsystem – hexagonal.

Farbe des Minerals – dunkelrot bis blaßgelb.

Glanz – fettig.

*Härtegrad – **3–4**.*

*Dichte – **3,7–4,1**, Mittelwert – **3,9**.*

*Radioaktivität – **620,989.29**.*

Hier kann man folgende Methode der Entfernung der Radioaktivität anwenden: sich vorstellen, dass im Inneren der radioaktiven Ebene – das, was in den Außenraum strahlt – es die gleiche Ebene gibt, die nicht radioaktiv ist. Diese Vorstellung ermöglicht die Neutralisation der Radioaktivität.

Bromellit – 6485412196

Morphologie – prismatisch.

*Chemische Formel – **BeO**.*

Man muss sich auf der gesamten chemischen Formel konzentrieren.

Kristallsystem – hexagonal.

Farbe des Minerals – weiß, übergehend ins cremig-weiße.

Opazität – durchsichtig.

Glanz – gläsern.

*Härtegrad – **9**.*

*Dichte – **3,017**.*

Bronzit– 5942174896

Klasse – Silikate.

Chemische Formel – $(Mg, Fe)_2[Si_2O_6]$.

Man muss sich auf der gesamten chemischen Formel konzentrieren für die ewige Entwicklung.

Kristallsystem – rautenförmig.

Farbe des Minerals – braun, bronze-braun.

Opazität –nicht durchsichtig.

Glanz – seidig, metallisch.

Härtegrad – **5–6**.

Dichte – **3,2–3,3**.

Brochantit – 3184912174

Klasse– Sulfate.

Chemische Formel – $Cu_4SO_4(OH)_6$.

Man muss sich auf der gesamten chemischen Formel dieses Minerals konzentrieren.

Kristallsystem – monoklin.

Farbe des Minerals – smaragdgrün bis schwarzgrün, hellgrün.

Strichfarbe – hellgrün.

Opazität – durchsichtig, scheint durch.

Glanz– gläsern, perlmuttern.

Härtegrad – **3,5–4**.

Bruch – muschelig, uneben.

Tenazität – brüchig.
Dichte – 3,97.

Brookit – 8945612197
Klasse – Oxide.
Chemische Formel – TiO_2.
Man muss sich auf dem ersten Symbol «T» dieses Minerals konzentrieren.
Kristallsystem – monoklin.
Farbe des Minerals – gelblich, rötlich, rotbraun bis eisenschwarz.
Strichfarbe – weiß, übergehend ins grauweiß oder gelblichweiß.
Opazität – durchsichtig, scheint durch.
Glanz – metallisch, diamanten.
Härtegrad – 5,5–6.
Bruch – muschelig, uneben.
Tenazität – brüchig.
Dichte – 4,08–4,18.

Brugnatellit – 5496812198
Chemische Formel – $Mg_6Fe^{3+}CO_3(OH)_{13} * 4H_2O$.
Man muss sich auf den ersten beiden Symbolen der chemischen Formel dieses Minerals konzentrieren, d.h. «M», «g».

Kristallsystem – hexagonal.

Farbe des Minerals – rosa bis braun, übergehend ins gelblich- oder bräunlich-weiße.

Strichfarbe – weiß.

Opazität – durchsichtig.

Glanz – perlmuttern.

Härtegrad – 2.

*Dichte – **2,14**.*

Brucit – 5948916947

Klasse – Oxide.

Chemische Formel – $Mg(OH)_2$.

Man muss sich auf der gesamten chemischen Formel dieses Minerals konzentrieren.

Kristallsystem – trigonal.

Farbe des Minerals – weiß, hellgrün, gräulich, hellblau-gräulich; zartes gelb, bräunlich-rot oder tiefbraun.

Strichfarbe – weiß.

Opazität – durchsichtig, halbdurchsichtig.

Glanz – gläsern, wächsern, perlmuttern.

*Härtegrad – **2,5–3**.*

Bruch – splitterig, schichtförmig.

Tenazität – schnittfest.

*Dichte – **2,39**.*

Brushit – 5987412196

Morphologie – genadelt, prismatisch, stäbchenförmig.

Chemische Formel – $Ca(PO_3OH)*2H_2O$.

Man muss sich auf der gesamten chemischen Formel des gegebenen Minerals konzentrieren.

Kristallsystem – monoklin.

Farbe des Minerals – farblos, weiß, blaßgelb.

Strichfarbe – weiß.

Opazität – durchsichtig.

Glanz – gläsern, perlmuttern.

*Härtegrad – **2,5**.*

*Dichte – **2,328**.*

Bradleyit – 3198412186

Chemische Formel – $Na_3Mg(PO_4)(CO_3)$.

Man muss sich auf der gesamten chemischen Formel dieses Minerals konzentrieren.

Kristallsystem – monoklin.

Farbe des Minerals – hellgrau, weiß, farblos.

Opazität – halbdurchsichtig bis durchsichtig.

Glanz – gläsern.

*Härtegrad – **3–4**.*

*Dichte – **2,734**.*

Brüggenit – 1648912187

Chemische Formel – $Ca(IO_3)_2*H_2O$.

Man muss sich auf den ersten beiden Symbolen «C», «a» dieses Minerals konzentrieren.

Kristallsystem – monoklin.

Farbe des Minerals – farblos, übergehend in ein grelles gelb.

Glanz – gläsern.

Härtegrad – 3,5.

Dichte – 4,24.

Für eine Verringerung der Dichte von **4,24**, die in dem Verzeichnis gegeben wird, bis **4** muss man den Mechanismus der umgekehrten Handlung einer bestimmten Welle verwenden, die dem Zweck der Steuerung dient.

Bukovit – 7485412168

Chemische Formel – $Cu_4Tl_2Se_4$.

Für die ewige Entwicklung muss man sich auf der gesamten chemischen Formel konzentrieren.

Kristallsystem – tetragonal.

Farbe des Minerals – gräulich-braun.

Glanz – metallisch.

Härtegrad – 2.

Dichte – 7,36.

Bultfonteinit – 5196412197

Morphologie – dicktatelig.

Chemische Formel – $Ca_2[F|SiO_3OH] \cdot H_2O.$

Kristallsystem – triklin.

Farbe des Minerals – farblos, blaßrosa, weiß.

Strichfarbe – weiß.

Opazität – kristallhell.

Glanz – gläsern.

Härtegrad – **4,5**.

Bruch – muschelig, körnig.

Tenazität – brüchig.

Dichte – **2,73**.

Man kann die Dichte verringern, indem man sich auf den Gegenstand selbst konzentriert, auf das Mineral.

Burkeit – 4812172186

Chemische Formel – $Na_4(SO_4)(CO_3).$

Man muss sich direkt auf der gesamten chemischen Formel konzentrieren.

Kristallsystem – rautenförmig.

Farbe des Minerals – weiß, hell, Farben von Büffelleder, gräulich; farblos in den inneren Reflexionen und in der Durchsicht.

Opazität – durchsichtig.

Glanz – gläsern, fettig.

Härtegrad – 3,5.
Bruch – muschelig.
Tenazität – brüchig.
Dichte – 2,57.

Burckhardtit – 5498412186
Chemische Formel – $Pb_2Fe^{3+}Te^{4+}(Si_3Al)O_{12}(OH)_2*H_2O.$
Man muss sich auf der gesamten Formel des gegebenen Minerals konzentrieren.
Kristallsystem – monoklin.
Farbe des Minerals – karminrot, übergehend ins lila-rot.
Strichfarbe – blaßrot.
Opazität – durchsichtig.
Glanz – diamanten, perlmuttern.
Härtegrad – 2.
Dichte – 4,96.

Bursait – 4896412174
Morphologie – prismatisch.
Chemische Formel – $Pb_5Bi_4S_{11}.$
Bei der chemischen Formel muss man sich direkt auf der gesamten chemischen Formel konzentrieren für die ewige Entwicklung.
Kristallsystem – monoklin.

Farbe des Minerals – silbrig-weiß.
Glanz – metallisch.
Opazität – nicht durchsichtig.

Buryatit – 6485412187
Chemische Formel –
$Ca_3(Si,Fe^{3+},Al)SO_4B(OH)_4(OH,O)_6 * 12H_2O.$

Bei der chemischen Formel muss man sich auf den ersten beiden Symbolen dieser Formel konzentrieren – «C», «a».
Kristallsystem – trigonal.
Farbe des Minerals – hellgrau mit einer fliederfarbenen Tönung.
Strichfarbe – weiß.
*Dichte – **2,15**.*

Bustamit - 2172142898
Chemische Formel – $CaMn^{2+}Si_2O_6$

Man muss sich auf der gesamten chemischen Formel konzentrieren.
Farbe des Minerals – blaßweiß übergehend ins rosa; bräunlich-rot; farblos übergehend ins gelblich-rosa in den inneren Reflexionen und in der Durchsicht.
Strichfarbe – weiß.
Opazität – durchsichtig, halbdurchsichtig.

Glanz – gläsern.
Bruch – uneben.
*Härtegrad – **5,5–6,5**.*
Den Härtegrad muss man gedanklich verringern auf **5,1**.
*Dichte – **3,32–3,43**.*
Die Dichte muss man gedanklich verringern auf **3**.

Butlerit – 6498915197
Chemische Formel – $Fe^{3+}SO_4(OH) * 2H_2O$.
Bei der chemischen Formel muss man sich auf den ersten beiden Symbolen konzentrieren – «**F**», «**e**».
Kristallsystem – monoklin.
Farbe des Minerals – dunkles orange; helles orange-gelb in den inneren Reflexionen und in der Durchsicht.
Strichfarbe – blaßgelb.
Opazität – halbdurchsichtig.
Glanz – gläsern.
*Härtegrad – **2,5**.*
*Dichte – **2,55**.*

Buttgenbachit – 5196142187
Chemische Formel – $Cu_{36}(NO_3)_2Cl_6(OH)_{64} * nH_2O$.
Man muss sich auf ersten beiden Symbolen konzentrieren, d.h. «**C**», «**u**».

Kristallsystem – monoklin.

Farbe des Minerals – tiefblau; blau in den inneren Reflexionen und in der Durchsicht.

Strichfarbe – hellblau.

Opazität – halbdurchsichtig.

Glanz – gläsern.

Härtegrad – 3.

Dichte – **3,42**.

Buchwaldit– 5196412187

Chemische Formel – $NaCaPO_4$.

Man muss sich auf der gesamten chemischen Formel konzentrieren.

Kristallsystem – rautenförmig.

Farbe des Minerals – weiß.

Härtegrad – 3.

Dichte – **3,21**.

C

Cavansit – 5194967894

Morphologie – prismatische Kristalle bis 1 mm; sphärolithisch, Rosettenaggregate bis 5 mm.

Chemische Formel – $Ca(V^{4+}O)Si_4O_{10}*4H_2O$

Man muss sich auf den ersten beiden Symbolen der chemischen Formel konzentrieren «**C**», «**a**».

Kristallsystem – rautenförmig.

Farbe des Minerals – dunkelblau, lasurblau bis grünlich-blau.

Strichfarbe – bläulich-weiß.

Opazität – durchsichtig.

Glanz – gläsern.

*Härtegrad – **3–4**.*

Den Härtegrad muss man verringern auf **2**.

Tenazität – brüchig.

Bruch – uneben.

*Dichte – **2,21–2,31**.*

Die Dichte muss man verringern auf **2,1**.

Zusätzlich: ein Sammelmineral.

Cerianit – 8945916947

Morphologie – kleine oktaedrische Kristalle; körnige Aggregate.

Klasse – Oxide.

Chemische Formel – CeO_2

Man muss sich auf der gesamten chemischen Formel konzentrieren.

Kristallsystem – kubisch.

Farbe des Minerals – dunkelgrün, bernsteinfarben, grüngelb, harzbraun, dunkel-grün-braun.

Opazität – durchsichtig, halbdurchsichtig.

Glanz – diamanten.

Dichte – **7,216.**

Radioaktivität – **533,226.22.**

Die Radioaktivität muss man gegen 0 führen durch Konzentration auf der Zahlenreihe, die dem Cerianit entspricht.

Celsian – 8915943194

Morphologie – kurze säulenförmige Kristalle, dünnprismatische.

Klasse – Silikate.

Chemische Formel – $BaAl_2Si_2O_8$

Man muss sich auf der gesamten chemischen Formel konzentrieren.

Kristallsystem – monoklin.

Farbe des Minerals – farblos, weiß, gelb.

Strichfarbe – weiß.

Opazität – durchsichtig.

Glanz – gläsern.

Härtegrad – **6–6,5.**

Tenazität – brüchig.

Dichte – **3,10–3,39.**

Cetineit – 5186412189

Morphologie – nadelige Kristalle, in radialen Bündeln zusammen und chaotischen Verwachsungen.

Chemische Formel – $NaK_5Sb_{14}S_6O_{18} * 6H_2O$

Man muss sich auf der gesamten chemischen Formel konzentrieren.

Kristallsystem – hexagonal.

Farbe des Minerals – gelb, orange, orangerot bis orangebraun.

Strichfarbe – orange.

*Härtegrad – **3,5**.*

*Dichte – **2,47**.*

*Radioaktivität – **126.30**.*

Chalkocyanit – 5138916948

Morphologie – stäbchenförmige Kristalle.

Klasse – Sulfate.

Chemische Formel – $CuSO_4$

Man muss sich auf der gesamten chemischen Formel konzentrieren.

Kristallsystem – rautenförmig.

Farbe des Minerals – farblos, hellgrün, bräunlich, gelblich, himmelblau.

Opazität – durchsichtig, halbdurchsichtig.

*Härtegrad – **3,5**.*

Dichte – 3,65.

Die Dichte muss man gedanklich verringern auf **3,2**.

Chiolith – 8943156198

Morphologie – bipyramidale Kristalle, bipyramidal-stäbchenförmige; körnige Aggregate; Drusen kleiner Kristalle.

Chemische Formel – $Na_5Al_3F_{14}$

Man muss sich auf den ersten beiden Symbolen der chemischen Formel konzentrieren – «**N**», «**a**».

Kristallsystem – tetragonal.

Farbe des Minerals – fast farblos, schneeweiß.

Opazität – durchsichtig, halbdurchsichtig.

Glanz – gläsern, perlmuttern.

Härtegrad – 3,5–4.

Dichte – 2,998.

Die Dichte muss man gedanklich verringern auf **1**.

Charlesit – 8193165194

Klasse – Sulfate.

Chemische Formel – $Ca_6Al_2(SO_4)_2B(OH)_4(OH,O)_{12} * 26H_2O$

Man muss sich auf den ersten beiden Symbolen der chemischen Formel konzentrieren – «**C**», «**a**».

Kristallsystem – trigonal.

Farbe des Minerals – farblos, weiß, blaßgelb, rosa.

Strichfarbe – weiß.
Opazität – durchsichtig, nicht durchsichtig.
Glanz – gläsern, glanzlos.
*Härtegrad – **2,5**.*
Tenazität – brüchig.
*Dichte – **1,77**.*

Chenit – 8193165197

Klasse – Sulfate.
Chemische Formel – $CuPb_4(SO_4)_2(OH)_6$

Man muss sich auf der gesamten chemischen Formel konzentrieren.

Kristallsystem – triklin.
Farbe des Minerals – blaßblau.
Opazität – durchsichtig, halbdurchsichtig.
Glanz – diamanten.
*Härtegrad – **2,5**.*
*Dichte – **5,98**.*

Chondrodit – 5164987941

Morphologie – körnige, massive Aggregate; in Form von isolierten isometrischen Körnern.
Klasse – Silikate.
Chemische Formel – $Mg_5(SiO_4)_2F_2$

Man muss sich auf der gesamten chemischen Formel konzentrieren.

Kristallsystem – monoklin.

Farbe des Minerals – gelb,, rot oder braun.

Strichfarbe – grauweiß, gelb.

Opazität – durchsichtig, halbdurchsichtig.

Glanz – gläsern.

*Härtegrad – **6–6,5**.*

Tenazität – brüchig.

*Dichte – **3,16–3,26**.*

Chalkophanit – 8193165198

Morphologie – plattenförmige Kristalle, stäbchenförmige; massive Aggregate, Krusten.

Klasse – Oxide.

Chemische Formel – $(Zn,Fe^{2+},Mn^{2+})Mn_3^{4+}O_7 \cdot 3H_2O$

Man muss sich auf der gesamten chemischen Formel konzentrieren.

Kristallsystem – trigonal.

Farbe des Minerals – hellblau-schwarz, eisenschwarz.

Man muss sich auf der hellblau-schwarzen Farbe des Minerals konzentrieren.

Strichfarbe – dunkelbraun.

Glanz – metallisch.

Härtegrad – **2,5**.
Dichte – **3,9–4,1**.

Chalkophyllit – 8193165194

Morphologie – stäbchenförmige Kristalle, blättrige; massive Aggregate, Drusen, Rosetten.

Chemische Formel – $Cu_{18}Al_2(AsO_4)_4(SO_4)_3(OH)_{24}*36H_2O$

Man muss sich auf den ersten beiden Symbolen der chemischen Formel konzentrieren – «**C**», «**u**».

Kristallsystem – trigonal.

Farbe des Minerals – smaragdgrün, grasgrün, hellblau-grün, blau.

Strichfarbe – blaßgrün, übergehend ins hellblau-grün.

Opazität – durchsichtig, halbdurchsichtig.

Glanz – ähnlich dem diamantenen, gläsern, perlmuttern.

Härtegrad – **2**.

Dichte – **2,67–2,69**.

Die Dichte muss man gedanklich verringern auf **1**.

Chalkanthit – 5138916949

Morphologie – kurzprismatische Kristalle, stäbchenförmige; in Form kleiner Kristalle, kleine Stalaktiten.

Klasse – Sulfate.

Chemische Formel – $CuSO_4 * 5H_2O$

Man muss sich auf den ersten beiden Symbolen der chemischen Formel konzentrieren – «C», «u».

Kristallsystem – triklin

Farbe des Minerals – grün, grünblau, hellblau oder dunkelblau.

Strichfarbe – weiß.

Opazität – durchsichtig, halbdurchsichtig.

Glanz – gläsern, harzig.

Härtegrad – **2,5***.*

Bruch – muschelig

Tenazität – sehr brüchig.

Dichte – **2,286***.*

Zusätzlich – gut wasserlöslich.

Chloroxiphit – 5138412198

Morphologie – plattenförmige Kristalle.

Chemische Formel – $Pb_3CuO_2Cl_2(OH)_2$

Man muss sich auf der gesamten chemischen Formel konzentrieren.

Kristallsystem – monoklin.

Farbe des Minerals – glanzloses olivgrün.

Strichfarbe – hellgrün-gelb.

Glanz – diamanten, harzig.

Härtegrad – **2,5***.*

Tenazität – sehr brüchig.
Dichte – **6,76–6,93**.

Chalkoalumit – 3187412196

Morphologie – faserige Aggregate, Krusten.
Chemische Formel – $CuAl_4SO_4(OH)_{12} * 3H_2O$
Man muss sich auf der gesamten chemischen Formel konzentrieren.
Kristallsystem – monoklin.
Farbe des Minerals – türkisgrün, blaßblau, hellblau-grau.
Strichfarbe – weiß.
Opazität – durchsichtig, halbdurchsichtig.
Glanz – gläsern, glanzlos.
Härtegrad – **2,5**.
Tenazität – schnittfest.
Dichte – **2,29**.
Die Dichte muss man gedanklich verringern auf **1**.

Chernikovit – 8956412184

Klasse – Phosphate.
Chemische Formel – $(H_3O)(UO_2)(PO_4) * 3H_2O$
Man muss sich auf der gesamten chemischen Formel konzentrieren.
Kristallsystem – tetragonal.

Farbe des Minerals – blaßgelb.

Strichfarbe – gelbweiß.

Glanz – gläsern.

Spaltbarkeit – sehr intakt.

*Härtegrad – **2–2,5**.*

*Dichte – **3,26**.*

Man muss sich auf der Zahl der Dichte konzentrieren.

*Radioaktivität – **4,144,443.22***

Die Radioaktivität muss man gegen 0 führen durch Konzentration auf den ersten fünf Zahlen der Zahlenreihe des Chernikovits.

Chalkosiderit – 8914986947

Morphologie – kurzprismatische Kristalle; garbenförmige Aggregate, Krusten.

Klasse – Phosphate.

Chemische Formel – $CuFe_6^{3+}(PO_4)_4(OH)_8 \cdot 4H_2O$

Man muss sich auf den ersten fünf Symbolen der chemischen Formel konzentrieren – «**C**», «**u**», «**F**», «**e**», Kennzahl «**6**».

Kristallsystem – triklin.

Farbe des Minerals – dunkelgrün übergehend ins apfelgrün.

Strichfarbe – blaßgrün übergehend ins grünlich-weiß oder weiß.

Opazität – durchsichtig.

Glanz – gläsern.

Härtegrad – 4,5.
Dichte – 3,22.

Chalkostibit – 8194913187

Morphologie – stäbchenförmige Kristalle, blätterförmige feste Aggregate, fächerförmige.
Klasse – Sulfide.
Chemische Formel – $CuSbS_2$

Man muss sich auf der gesamten chemischen Formel konzentrieren.

Kristallsystem – rautenförmig.
Farbe des Minerals – grau.
Strichfarbe – schwarz.
Opazität – nicht durchsichtig.
Glanz – metallisch.
Härtegrad – 3–4.
Bruch – ähnlich dem muscheligen.
Tenazität – brüchig.
Dichte – 4,9–5.

Colemanit – 5193178148

Morphologie – massive Aggregate, körnige, stengelige; kurzprismatische, pseudorhomboedrische, pseudooktaedrische Kristalle.

Chemische Formel – $CaB_3O_4(OH)_3 * H_2O$

Man muss sich auf den ersten vier Symbolen der chemischen Formel konzentrieren – «C», «a», «B», Kennzahl «3». Dann eine Pause machen und sich auf den ersten sechs Symbolen der chemischen Formel konzentrieren, d.h. – «C», «a», «B», Kennzahl «3», «O», Kennzahl «4».

Kristallsystem – monoklin.

Farbe des Minerals – farblos, weiß, gelblich, grau; farblos in den inneren Reflexionen.

Man muss sich auf der weißen Farbe des Minerals konzentrieren.

Strichfarbe - weiß.

Opazität – durchsichtig, halbdurchsichtig.

Glanz – diamanten, gläsern.

Man muss sich auf dem diamantenen Glanz des Minerals konzentrieren.

Härtegrad – 4,5.

Den Härtegrad muss man gedanklich verringern auf **4**.

Bruch – uneben, ähnlich dem muscheligen.

Dichte – 2,423.

Die Dichte muss man gedanklich verringern auf **2**.

Zusätzlich: eine Borquelle.

Collinsit – 5196172189

Morphologie – prismatische Kristalle.

Klasse – Phosphate.

Chemische Formel – $Ca_2Mg(PO_4)_2 * 2H_2O.$

Bei der chemischen Formel muss man sich auf den ersten beiden Symbolen konzentrieren – «**C**», «**a**».

Kristallsystem – triklin.

Farbe des Minerals – farblos bis weiß; hellbraun; hellgelbbraun, übergehend ins farblos in den inneren Reflexionen und in der Durchsicht.

Strichfarbe – weiß.

Opazität – halbdurchsichtig, durchscheinend.

Glanz – seidig, gläsern.

*Härtegrad – **3–3,5**.*

Den Härtegrad muss man gedanklich verringern auf **2,2**.

*Dichte – **2,99**.*

Die Dichte muss man gedanklich verringern auf **2**.

Zusätzlich: ein Sammelmineral.

Cornwallit– 5486412197

Morphologie – die Kristalle sind abgerundet stäbchenförmig, blockförmig, radial-strahlenförmige Aggregate.

Klasse – Arsenate.

Chemische Formel – $Cu_5(AsO_4)_2(OH)_4$

Kristallsystem – monoklin.

Farbe des Minerals – grün, schwarzgrün, smaragdgrün; smaragdgrün in den inneren Reflexionen und in der Durchsicht.

Strichfarbe – apfelgrün.

Opazität – halbdurchsichtig, nicht durchsichtig.

Glanz – gläsern.

*Härtegrad – **4,5**.*

Den Härtegrad muss man gedanklich verringern auf **3**.

Bruch – uneben, muschelig.

*Dichte – **4,17**.*

Coronadit – 5196142189

Morphologie – nadelig, tafelförmige Kristalle; faserige Aggregate, traubenartige, körnige.

Klasse – Oxide.

Chemische Formel – $PbMn^{4+}_2Mn^{2+}_6O_{16}$

Bei der chemischen Formel muss man sich von links nach rechts auf allen Symbolen der chemischen Formel konzentrieren.

Kristallsystem – monoklin.

Farbe des Minerals – dunkelgrau, schwarz.

Strichfarbe – braunschwarz.

Opazität – nicht durchsichtig.

Glanz – halbmetallisch, glanzlos.

*Härtegrad – **4,5–5**.*

Den Härtegrad muss man gedanklich verringern auf **2**.

Dichte – **5,44**.

Die Dichte muss man gedanklich verringern auf **3**.

Zusätzlich: ist Teil der Zusammensetzung Manganerzoxiden.

Curit – 6987412989

Morphologie – langprismatische Kristalle, nadelige.

Chemische Formel – $Pb_{3.5}(H_2O)_2 * 2(UO_2)_4 * 2(OH)_{2.5}$

Man muss sich auf den ersten acht Symbolen der chemischen Formel konzentrieren, d.h. – «**P**», «**b**», Kennzahl «**3**», Kennzahl «**5**», «**H**», Kennzahl «**2**», «**O**», Kennzahl «**2**».

Kristallsystem – rautenförmig.

Farbe des Minerals – gelb mit orange-roter Durchscheinung, rotbraun bis dunkelgelb, orange, scharlachrot, orange-gelb.

Strichfarbe – orange bis rötlich-braun-gelb.

Opazität – durchsichtig, halbdurchsichtig.

Glanz – diamanten bis matt.

Härtegrad – **4–5**.

Dichte – **0,26**.

Die Dichte muss man gedanklich verringern auf **0,25**.

Radioaktivität – **4,367,146.75**.

Zusätzlich: ein komplexes wässriges Hydroxid von Blei und Uran. Stark radioaktiv.

Cyrilovit – 5196412197

Morphologie – Kristalle

Klasse – Phosphate.

Chemische Formel – $NaFe^{3+}_3(PO_4)_2(OH)_4 \cdot 2H_2O$

Man muss sich auf der gesamten chemischen Formel konzentrieren.

Kristallsystem – tetragonal.

Farbe des Minerals – knallgelb, bernsteinfarben, zartgelb, orange übergehend ins braungelb, braun.

Strichfarbe – gelb.

Opazität – halbdurchsichtig.

Glanz – gläsern.

Härtegrad – 4.

Bruch – muschelig.

Dichte – 3,081 – 3,096.

Die Dichte muss man gedanklich verringern auf **2,8**.

D

Davidit-(La) – 5184916174

Komplexes Lanthanoxid.

Morphologie – kubische und pyramidale Kristalle; kommt meist in Form von körniger Masse vor.

Klasse – Oxide.

Chemische Formel – $La(Y,U)Fe_2(Ti,Fe,Cr,V)_{18}(O,OH,F)_{38}$.

Bei der chemischen Formel muss man sich auf den ersten beiden Symbolen konzentrieren – «L», «a».

Kristallsystem – hexagonal.

Farbe des Minerals – schwarz, grauschwarz, braunschwarz, dunkelbraun, rötlich.

Strichfarbe – grauschwarz bis dunkelbraun.

Opazität –nicht durchsichtig.

Glanz – halbmetallisch, gläsern.

Man muss sich auf dem gläsernen Glanz des Minerals konzentrieren.

*Härtegrad – **6**.*

Den Härtegrad muss man gedanklich verringern auf **5**.

Bruch – uneben, muschelig.

*Dichte – **4,33-4,48**.*

Die Dichte muss man gedanklich verringern auf **2,8**.

Zusätzlich: ein Sammelmineral.

Datolith – 8547916987

Morphologie – kurzprismatische, dick stäbchenförmige, isometrische Kristalle; traubenartige, kugelförmige, säulenförmige, körnige, kryptokristalline Aggregate.

Chemische Formel – **$CaBSiO_4(OH)$.**

Man muss sich auf der gesamten chemischen Formel konzen-

trieren.

Kristallsystem – monoklin.

Farbe des Minerals – weiß, graugrün, blaßgelb, hellblau-grün, grünlich-gelb, gelb, rot.

Man muss sich auf der weißen Farbe des Minerals konzentrieren.

Strichfarbe – weiß.

Opazität – durchsichtig, halbdurchsichtig, nicht durchsichtig.

Glanz – gläsern, harzig.

Man muss sich auf dem gläsernen Glanz des Minerals konzentrieren.

Härtegrad – 5–5,5.

Den Härtegrad muss man gedanklich verringern auf **4**.

Bruch – uneben, muschelig.

Tenazität – brüchig.

Dichte – 2,96–3.

Die Dichte muss man gedanklich verringern auf **2**.

Zusätzlich: ein Sammelmineral, bei großen Ansammlungen ist es Erz-Bor.

Dekluasit – 5184916487

Morphologie – pyramidale, prismatische oder stäbchenförmige Kristalle; tropfsteinartige, traubenartige, faserige, körnige, massive Aggregate.

Chemische Formel – **PbZnVO₄(OH).**

Man muss sich auf der gesamten chemischen Formel konzentrieren.

Kristallsystem – rautenförmig.

Farbe des Minerals – rotbraun, orange-rot, rötlich-braun, übergehend ins schwarzbraun, fast schwarz.

Strichfarbe - orange, übergehend ins bräunlich-rot.

Opazität – durchsichtig, nicht durchsichtig.

Glanz – fettig, diamanten.

Man muss sich auf dem diamantenen Glanz des Minerals konzentrieren.

*Härtegrad – **3–3,5**.*

Den Härtegrad muss man gedanklich verringern auf **2**.

Bruch – uneben, ähnlich dem muscheligen.

Tenazität – brüchig.

*Dichte – **6,2**.*

Die Dichte muss man gedanklich verringern auf **5**.

Zusätzlich – ein Sammelmineral, ist Vanadium-Erz.

E

Erythrin – 8195412196

Morphologie – abgeflachte langprismatische Kristalle, nadelige; Rosetten von gespaltenen Kristallen, Sphärolithe.

Klasse – Arsenate.

Chemische Formel – $Co_3(AsO_4)_2 * 8H_2O$

Bei der chemischen Formel muss man sich auf dem ersten Symbol der chemischen Formel konzentrieren und auf dem zweiten, d.h. auf «C», «o».

Kristallsystem – monoklin.

Farbe des Minerals – dunkelrot übergehend ins pfirsichrot, lilarot, himbeerrot, blaßrosa.

Strichfarbe – blaßrot übergehend ins rosa (blaßer als die Farbe des Minerals selbst)

Opazität – durchsichtig, halbdurchsichtig.

Glanz – glanzlos, matt.

Härtegrad – **1,5–2,5**.

Den Härtegrad muss man gedanklich verringern auf **1**.

Tenazität – schnittfest.

Dichte – **3,06**.

Epistolit – 8945162198

Morphologie – plattenförmige Kristalle.

Klasse – Silikate.

Chemische Formel – $Na_4TiNb_2(Si_2O_7)_2O_2(OH)_2 * 4H_2O$

Man muss sich gedanklich auf den ersten beiden Symbolen der chemischen Formel konzentrieren – «N», «a».

Kristallsystem – triklin.

Farbe des Minerals – weiß, gelb, gelbgrau, rosa-beige, grau, braun

Opazität – halbdurchsichtig, nicht durchsichtig

Glanz – seidig, perlmuttern

Härtegrad – **1–1,5**.

Dichte – **2,65–2,89**.

Die Dichte muss man gedanklich verringern auf **2,3**.

F

Fairfieldit– 5186412198

Morphologie – prismatische Kristalle. Blättrige Aggregate, faserige, radial-strahlenförmige.

Klasse – Phosphate.

Chemische Formel – $Ca_2Mn^{2+}(PO_4)_2 * 2H_2O$

Man muss sich auf den ersten beiden Symbolen der chemischen Formel konzentrieren, d.h. auf «**C**», «**a**».

Kristallsystem – triklin

Farbe des Minerals – weiß, grünlich-weiß, helles bernsteingelb, rosagelb, lachsrosa.

Strichfarbe – weiß.

Opazität – durchsichtig.

Glanz – ähnlich dem diamanten, perlmuttern.

Härtegrad – **3,5**.

Bruch – uneben.

Tenazität – brüchig.

*Dichte – **3,08**.*

Die Dichte muss man gedanklich verringern auf **2**.

Falkondoit – 8945916947

Morphologie – lockere Masse von kleinen Fasern.

Klasse – Silikate.

Chemische Formel – $Ni_4Si_6O_{15}(OH)_2 * 6H_2O$

Man muss sich auf den ersten beiden Symbolen der chemischen Formel konzentrieren – «N», «i».

Kristallsystem – rautenförmig.

Farbe des Minerals – grün, gelblich-grün, weißgrün, hellgrün.

Opazität – durchscheinend, halbdurchsichtig.

Glanz – harzig.

*Härtegrad – **2–3**.*

Tenazität – brüchig.

*Dichte – **1,9**.*

Famatinit – 8943916948

Morphologie - körnige Aggregate, nierenförmige.

Klasse – Sulfide.

Chemische Formel – Cu_3SbS_4

Man muss sich auf den ersten beiden Symbolen der chemischen

Formel konzentrieren – «**C**», «**u**», Kennzahl «**3**».

Kristallsystem – tetragonal.

Farbe des Minerals – kupferrot bis lilarot-grau.

Strichfarbe - schwarz.

Opazität - nicht durchsichtig.

Glanz - metallisch.

*Härtegrad – **3,5–4,5**.*

*Dichte – **4,6**.*

Farmakolith – 8947915948

Morphologie – abgeflachte Kristalle, nadelige; in Form von Aggregaten aus dünnen seidigen Fasern oder nadeligen Bündeln.

Klasse – Arsenate.

Chemische Formel – $Ca(AsO_3OH) * 2H_2O$

Man muss sich auf der gesamten chemischen Formel konzentrieren.

Kristallsystem – monoklin.

Farbe des Minerals – weiß oder farblos, gräulich;

Strichfarbe – weiß

Opazität – die Kristalle können komplett durchsichtig sein; durchsichtig, halbdurchsichtig.

Glanz – gläsern, an den Spaltflächen perlmuttern.

*Härtegrad – **2–2,5**.*

Bruch – uneben; biegsam in den dünnen Platten.

*Dichte – **2,53–2,73**.*

Farmakosiderit– 8914986978

Morphologie – kubische Kristalle, kubotetraedrische; körnige, kryptokritallisch-erdige Aggregate.

Klasse – Arsenate.

Chemische Formel – $KFe^{3+}_4(AsO_4)_3(OH)_4 \cdot 6\text{-}7H_2O$

Man muss sich auf der gesamten chemischen Formel konzentrieren dadurch, dass man sie einfach anschaut.

Kristallsystem – kubisch

Farbe des Minerals – grün, smaragdgrün, dunkelbraun, zartgelb übergehend ins gelbbraun, bräunlich-rot, honiggelb bis gelbbraun, hyazintherot.

Opazität – durchsichtig, halbdurchsichtig.

Glanz – diamanten, fettig.

*Härtegrad – **2,5**.*

Bruch – uneben.

Tenazität – schnittfest.

*Dichte – **2,797**.*

*Radioaktivität – **62,69**.*

Faterit – 8948512196

Morphologie – Kristalle

Klasse – Karbonate.

Chemische Formel – $CaCO_3$

Man muss sich auf der gesamten chemischen Formel konzentrieren durch gedankliche Aussprache von links nach rechts von jedem Symbol der Formel.

Kristallsystem – hexagonal.

Farbe des Minerals – farblos.

Strichfarbe – weiß.

Opazität – durchsichtig.

*Härtegrad – **3**.*

*Dichte – **2,54**.*

Die Dichte muss man gedanklich verringern auf **1**.

Zusätzlich – bildet sich als Biomineral, z.B. bei der Bildung der Schalen von Schnecken, ist ein Bestandteil von Gallensteinen.

Faustit – 5986412987

Morphologie – massive Aggregate.

Klasse – Phosphate.

Chemische Formel – $ZnAl_6(PO_4)_4(OH)_8 * 4H_2O$

Man muss sich auf den ersten acht Symbolen der chemischen Formel konzentrieren, d.h. «**Z**», «**n**», «**A**», «**l**», Kennzahl «**6**», «**P**», «**O**», Kennzahl «**4**».

Kristallsystem – triklin.

Farbe des Minerals – apfelgrün.

Strichfarbe – weiß übergehend ins blaß-gelb-grün.

Opazität – halbdurchsichtig, nicht durchsichtig.

Glanz – wächsern, glanzlos.

Spaltbarkeit – sehr mangelhaft.

Härtegrad – **5,5**.

Den Härtegrad muss man gedanklich verringern auf **1,8**.

Bruch – muschelig.

Tenazität – brüchig.

Dichte – **2,92**.

Fedorovskit – 5849816947

Morphologie – längliche prismatische Körner von unregelmäßiger Form; faserige Aggregate.

Chemische Formel – $Ca_2Mg_2B_4O_7(OH)_6$

Man muss sich auf der gesamten chemischen Formel konzentrieren.

Kristallsystem – rautenförmig.

Farbe des Minerals – braun.

Strichfarbe – blaßbraun.

Opazität – halbdurchsichtig.

Glanz – gläsern.

Härtegrad – **4,5**.

Dichte – **2,65**.

Die Dichte muss man gedanklich verringern auf **1**.

Fedotovit– 5186412197

Klasse – Sulfate.

Chemische Formel – $K_2Cu_3O(SO_4)_3$

Man muss sich auf der gesamten chemischen Formel konzentrieren.

Kristallsystem – monoklin.

Farbe des Minerals – smaragdgrün übergehend ins grasgrün.

Strichfarbe – blaßes grasgrün.

Opazität – durchsichtig.

Glanz – gläsern, seidig.

Härtegrad – **2.5**.

Dichte – **3.205(3)**.

Radioaktivität – **190.37**.

Die Radioaktivität muss man durch mentale Konzentration Richtung 0 führen, indem man sich das Mineral in der Gedankensphäre vorstellt und auf der Oberfläche gedanklich die Zahlenreihe platziert, die dem Fedovorit entspricht.

Fergusonit-(Y) – 8913942918

Morphologie – prismatische Kristalle, bipyramidale.

Chemische Formel – **YNbO4**

Man muss sich auf der gesamten chemischen Formel konzen-

trieren.

Kristallsystem – tetragonal.

Farbe des Minerals – grau, gelb, braun.

Strichfarbe – braun, gelblich-braun, grünlich-grau.

Opazität – nicht durchsichtig.

Glanz – harzig, halbmetallisch, glanzlos.

Härtegrad – **5,5–6,5***.*

Bruch – ähnlich dem muscheligen.

Tenazität – brüchig.

Dichte – **5,6–5,8***.*

Fermorit – 8196913194

Morphologie – prismatische Kristalle.

Chemische Formel – $Ca_5(AsO_4,PO_4)_3(OH,F)$

Man muss sich auf der gesamten chemischen Formel konzentrieren.

Kristallsystem – monoklin.

Farbe des Minerals – weiß übergehend ins hellrosa.

Strichfarbe – weiß.

Opazität – halbdurchsichtig.

Glanz – fettig.

Härtegrad – **5***.*

Bruch – uneben.

Dichte – **3,518***.*

Fernandinit – 8935412186

Morphologie – plattenförmige Kristalle; feste, faserige Aggregate.

Chemische Formel – $(Ca, Na, K)(V^{5+}, V^{4+}, Fe^{2+}, Ti)_8 O_{20} \cdot 4H_2O$

Man muss sich auf den ersten beiden Symbolen der chemischen Formel konzentrieren – «C», «a».

Kristallsystem – monoklin.

Farbe des Minerals – glanzloses grün; hellgrün, dunkel-olivgrün, bräunlich-grün in den inneren Reflexionen und in der Durchsicht.

Opazität – halbdurchsichtig, nicht durchsichtig.

Glanz – halbmetallisch.

Härtegrad – **2–3**.

Dichte – **2,78**.

Die Dichte muss man gedanklich verringern auf **1**.

Ferrimolybdit – 8193162187

Morphologie – radial-faserige Krusten, bündelförmige.

Chemische Formel – $Fe_2^{3+}(Mo^{6+}O_4)_3 \cdot 7H_2O$

Man muss sich auf der gesamten chemischen Formel konzentrieren.

Kristallsystem – rautenförmig.

Farbe des Minerals – gelb, kanariengelb, oder schwefelgelb, grünlich-gelb.

Strichfarbe – hellgelb.

Opazität – durchsichtig, halbdurchsichtig.

Glanz – diamanten, seidig, matt.

*Härtegrad – **1–2**.*

*Dichte – **2,99**.*

Die Dichte muss man gedanklich verringern auf **1**.

Ferrinatrit – 5186412197

Morphologie – prismatische Kristalle.

Klasse – Sulfate.

Chemische Formel – $Na_3Fe^{3+}(SO_4)_3 * 3H_2O$

Man muss sich auf den ersten drei Symbolen der chemischen Formel konzentrieren – «**N**», «**a**», Kennzahl «**3**».

Kristallsystem – trigonal.

Farbe des Minerals – farblos, grauweiß, blaßgrün, hellblaugrün.

Opazität – durchsichtig.

Glanz – gläsern.

*Härtegrad – **2,5***

Bruch – eben.

Tenazität – brüchig.

*Dichte – **2,55–2,61**.*

Fiedlerit – 8956412984

Morphologie – abgeflachte Kristalle, stäbchenförmige, längliche.

Chemische Formel – $Pb_3Cl_4F(OH) * H_2O$

Man muss sich auf der gesamten chemischen Formel konzentrieren.

Kristallsystem – monoklin.

Farbe des Minerals – farblos, weiß.

Opazität – durchsichtig.

Glanz – diamanten.

*Härtegrad – **3,5**.*

*Dichte – **5,88**.*

Die Dichte muss man gedanklich verringern auf **4,8**.

Fillowit – 8153142187

Chemische Formel – $Na_2Ca(Mn,Fe^{2+})_7(PO_4)_6$

Man muss sich auf der gesamten chemischen Formel konzentrieren.

Kristallsystem – trigonal.

Farbe des Minerals – wächsern, gelblich-braun, rötlich-braun; farblos.

Strichfarbe – weiß.

Opazität – durchsichtig, halbdurchsichtig.

Glanz – harzig, fettig.

*Härtegrad – **4,5**.*

Bruch – uneben.
Tenazität – brüchig.
*Dichte – **3,43**.*

Fluorapatit – 5164912187
Chemische Formel – $Ca_5(PO_4)_3F$
Man muss sich auf der gesamten chemischen Formel konzentrieren.
Kristallsystem – hexagonal.
Farbe des Minerals – farblos oder weiß wenn es sauber ist, ebenso grün, blau, rosa, gelb, braun, lila, purpur.
Strichfarbe – weiß.
Opazität – durchsichtig, nicht durchsichtig.
Glanz – gläsern.
*Härtegrad – **5**.*
Bruch – uneben, muschelig.
Tenazität – brüchig.
*Dichte – **3,1–3,25**.*
Die Dichte muss man gedanklich verringern auf **2**.

Flogopit– 8145164987
Morphologie – pseudohexagonale stäbchenförmige Kristalle, prismatische; blättrig-plattenförmige Aggregate, schuppige.
Klasse – Silikate.

Chemische Formel – $KMg_3(Si_3Al)O_{10}(OH)_2$

Man muss sich auf den ersten drei Symbolen der chemischen Formel konzentrieren – «K», «M», «g».

Kristallsystem – monoklin.

Farbe des Minerals – braun, grau, grün, gelb oder rötlich-braun.

Strichfarbe – weiß.

Opazität – durchsichtig halbdurchsichtig.

Glanz – gläsern, perlmuttern.

*Härtegrad – **2–3**.*

Bruch – glimmerartig.

Tenazität – biegsam.

*Dichte – **2,78–2,85**.*

*Radioaktivität – **133,53**.*

Zusätzlich – ein Mineral der Gruppe Biotit, Glimmer.

Fluoborit – 8956412187

Morphologie – nadelige Kristalle, prismatische.

Chemische Formel – $Mg_3(BO_3)F_3$

Man muss sich auf der gesamten chemischen Formel konzentrieren.

Kristallsystem – hexagonal.

Farbe des Minerals – farblos, lila oder weiß.

Strichfarbe – weiß.

Opazität – durchsichtig, halbdurchsichtig.

Glanz – seidig.

Spaltbarkeit – sehr mangelhaft nach [0001].

Härtegrad – 3,5.

Dichte – 2,89.

Fourmarierit – 5142172184

Morphologie – stäbchenförmige Kristalle.

Klasse – Hydroxide.

Chemische Formel – $Pb(UO_2)_4O_3(OH)_4 * 4H_2O$

Man muss sich auf der gesamten chemischen Formel konzentrieren.

Kristallsystem – rautenförmig.

Farbe des Minerals – rot, goldrot, braun.

Opazität – durchsichtig.

Glanz – diamanten.

Härtegrad – 3–4.

Dichte – 6,046.

Radioaktivität – 4,578,281.91.

Die Radioaktivität muss man gegen 0 führen durch Konzentration auf den ersten vier Zahlen der Zahlenreihe von Fourmarierit.

Frankeit – 5186412184

Morphologie – dünn stäbchenförmige Kristalle, oft deformiert oder verbogen; massive Aggregate, rosettenförmige.

Klasse – Sulfide.

Chemische Formel – $(Pb,Sn^{2+})_6Sn^{4+}{}_2FeSb_2S_{14}$

Man muss sich auf der gesamten chemischen Formel konzentrieren.

Kristallsystem – triklin.

Strichfarbe – grauschwarz, schwarz; mit Regenbogenfarbspiel an den Rändern.

Strichfarbe – grauschwarz.

Opazität – nicht durchsichtig.

Glanz – metallisch.

Härtegrad – **2,5**.

Tenazität – duktil.

Dichte – **5,9**.

Franklinit – 8516412197

Morphologie – oktaedrische Kristalle, körnige Aggregate, feste dichte Masse.

Chemische Formel – $(Zn,Mn^{2+},Fe^{2+})(Fe^{3+},Mn^{3+})_2O_4$

Man muss sich auf den ersten beiden Symbolen der chemischen Formel konzentrieren – «**Z**», «**n**».

Kristallsystem – kubisch.

Farbe des Minerals – schwarz.

Strichfarbe – rötlich-braun übergehend ins schwarz.

Opazität – nicht durchsichtig.

Glanz – metallisch, halbmetallisch.

Härtegrad – **5.5–6***.*

Bruch – uneben, muschelig.

Tenazität – sehr brüchig.

Dichte – **5,07–5,22***.*

Franzinit – 5186412197

Klasse – Silikate.

Chemische Formel – $(Na,K)_{30}Ca_{10}(Si_{30}Al_{30})O_{120}(SO_4)_{10}*2H_2O$

Kristallsystem – hexagonal.

Farbe des Minerals – farblos, perlweiß.

Strichfarbe – weiß.

Glanz – gläsern.

Härtegrad – **5***.*

Dichte – **2,49***.*

Radioaktivität – **86,57***.*

Die Radioaktivität muss man gegen 0 führen durch Konzentration auf den ersten drei Zahlen der Zahlenreihe von Franzinit.

Freibergit – 8916425197

Morphologie – tetraedrische Kristalle, dünnkörnige Aggregate.

Klasse – Sulfatsalze.

Chemische Formel – $Ag_6Cu_4Fe_2Sb_4S_{13}$

Man muss sich auf den ersten beiden Symbolen der chemischen Formel konzentrieren – «A», «g».

Kristallsystem – kubisch.

Farbe des Minerals – grau.

Strichfarbe – rötlich-schwarz.

Opazität – nicht durchsichtig.

Glanz – metallisch.

*Härtegrad – **3,5–4**.*

*Dichte – **4,85–5**.*

Freieslebenit – 5184912186

Morphologie – prismatische Kristalle.

Chemische Formel – $AgPbSbS_3$

Kristallsystem – monoklin.

Farbe des Minerals – grau, dunkelgrau.

Strichfarbe – schwarz.

Opazität – nicht durchsichtig.

Glanz – metallisch.

*Härtegrad – **2,5**.*

Bruch – uneben.

Dichte – **6,2–6,4**.

Man muss sich darauf konzentrieren, gedanklich die Dichte zu verringern auf 5.

Frondelit – 5186412197

Morphologie – faserige Kristalle, dünn stäbchenförmige; traubenartige Aggregate, Krusten.

Klasse – Phosphate.

Chemische Formel – $Mn^{2+}Fe_4^{3+}(PO_4)_3(OH)_5$

Man muss sich auf den ersten beiden Symbolen der chemischen Formel konzentrieren – «**M**», «**n**».

Kristallsystem – rautenförmig.

Farbe des Minerals – dunkelbraun, ockergelb, rotbraun, orange, grünlich-braun.

Opazität – halbdurchsichtig.

Glanz – gläsern, glanzlos.

Härtegrad – **4,5**.

Bruch – uneben.

Tenazität – brüchig.

Dichte – **3,453**.

Furdit – 5184916987

Chemische Formel – $Sn^{2+}Nb_2O_6$

Man muss sich auf der gesamten chemischen Formel konzen-

trieren.

Kristallsystem – monoklin.

Farbe des Minerals – dunkelbraun, gelbbraun, olivbraun.

Strichfarbe – weißgelb.

Opazität – halbdurchsichtig.

Glanz – diamanten, ähnlich dem diamantenen, glanzlos.

Härtegrad – **6**.

Bruch – uneben.

Tenazität – brüchig.

Dichte – **6,73**.

Die Dichte muss man gedanklich verringern auf **5**.

Füllepit – 5164212197

Klasse – Sulfide.

Chemische Formel – $Pb_3Sb_8S_{15}$

Man muss sich auf der gesamten chemischen Formel konzentrieren.

Kristallsystem – monoklin.

Farbe des Minerals – grau, an der Oberfläche übergehend ins stahlblau.

Strichfarbe – rötlich-grau.

Opazität – nicht durchsichtig.

Glanz – metallisch.

Härtegrad – **2,5**.

Tenazität – brüchig.

Dichte – 5,23.

G

Galena - 8193172184

Morphologie - kubische, kubo-achtflächige, seltener achtflächige Kristalle und feste grob- und feinkörnige Aggregate.

Chemische Formel – **PbS**

Man muss sich gedanklich auf allen Symbolen der chemischen Formel konzentrieren.

Kristallsystem – kubisch.

Farbe des Minerals – grau.

Strichfarbe – grau.

Opazität – nicht durchsichtig.

Glanz – metallisch, nicht glänzend.

Härtegrad – 2,5.

Den Härtegrad muss man gedanklich verringern auf *2,1*.

Bruch – ähnlich dem muscheligen.

Tenazität – brüchig.

Dichte – 7,58.

Die Dichte muss man gedanklich verringern auf *6*.

Zusätzlich: Galena – das Haupterz für Bleigewinnung.

Gerhardtit – 5148915948

Chemische Formel – $Cu_2NO_3(OH)_3$.

Bei der chemischen Formel muss man sich auf den ersten beiden Symbolen konzentrieren «**C**», «**u**».

Kristallsystem – rautenförmig.

Farbe des Minerals – smaragdgrün.

Strichfarbe – hellgrün.

Opazität – durchsichtig.

Glanz – gläsern.

*Härtegrad – **2**.*

Den Härtegrad muss man gedanklich verringern auf **1**.

Tenazität – biegbar.

*Dichte – **3,4–3,43**.*

Die Dichte muss man gedanklich verringern auf **3**.

Zusätzlich – ein Sammelmineral.

Getchellit – 6197814984

Klasse – Sulfide.

Chemische Formel – $SbAsS_3$

Man muss sich auf den ersten beiden Symbolen der chemischen Formel konzentrieren «**S**», «**b**».

Kristallsystem – monoklin.

Farbe des Minerals – dunkles Blutrot mit farbigem Farbenspiel.

Strichfarbe – orange-rot.

Glanz – perlmuttern, gläsern.

Härtegrad – **1,5–2**.

Dichte – **3,92**.

Zusätzlich – ein sehr seltenes Mineral, entsteht aus heißen unterirdischen Lösungen.

Goyazit – 6987412984

Morphologie – stäbchenförmige Kristalle, rhomboedrische, pseudokubische.

Chemische Formel – $SrAl_3(PO_4)(PO_3OH)(OH)_6$

Bei der chemischen Formel muss man sich auf den ersten sechs Symbolen konzentrieren – «**S**», «**r**», «**A**», «**l**», Kennzahl «**3**», «**P**».

Kristallsystem – trigonal.

Farbe des Minerals – gelb, zartgelb, rosa, flieder, orange oder farblos; farblos in den inneren Reflexionen und in der Durchsicht.

Opazität – durchsichtig.

Glanz – harzig, fettig, perlmuttern.

Härtegrad – **4,5–5**.

Dichte – **3,26**.

Die Dichte muss man fixieren anhand von visueller Wahrnehmung für einige Sekunden.

© Г. П. Грабовой, 2000

Guankoit – 6987412187

Morphologie – prismatische Kristalle, nadelige.

Chemische Formel – $Cu_2Mg_3(AsO_4)_2(OH)_4 * 4H_2O$

Man muss sich auf den ersten drei Symbolen der chemischen Formel konzentrieren «**C**», «**u**» Kennzahl «**2**».

Kristallsystem – monoklin.

Farbe des Minerals – blau übergehend ins blaßblau bis hellblau.

Strichfarbe – weiß übergehend ins blaßblau.

Opazität – durchsichtig.

Glanz – gläsern.

Härtegrad – 3.

Bruch – uneben, muschelig.

Tenazität –brüchig.

Dichte – 3,31.

Die Dichte muss man gedanklich verringern auf **3**.

Zusätzlich – ein sehr seltenes Sammelmineral.

Gyps– 5182174198

Ein Mineral der Klasse der Sulfate. Die faserförmige Vielfalt des Gypses – Selenit, körnige – Alabaster.

Morphologie – stäbchenförmige Kristalle, selten säulenförmig oder prismatisch.

Chemische Formel – $CaSO_4 * 2H_2O$

Bei der chemischen Formel muss man sich auf den ersten beiden Symbolen konzentrieren «C», «a».

Kristallsystem – monoklin.

Farbe des Minerals – farblos ins weiß übergehend, ist oft durch Mineralbeimischungen gelblich gefärbt, rosa, rot, braun u.a.; manchmal ist eine sektorenweise Färbung zu beobachten oder die Verteilung von Einschlüssen in den Wachstumszonen innerhalb der Kristalle; farblos in den inneren Reflexionen und in den Durchbrüchen.

Strichfarbe – weiß.

Opazität – durchsichtig, nhalbdurchsichtig, nicht durchsichtig. Man muss sich gedanklich auf der Charakteristik des Minerals konzentrieren –durchsichtig.

Glanz – gläsern, ähnlich dem gläsernen, seidig, perlmuttern, nicht glänzend.

Man muss sich auf dem seidigen Glanz des Minerals konzentrieren.

Härtegrad – 2.

Bruch – eben, muschelig.

Tenazität – biegbar.

*Dichte – **2,312 – 2,322**.*

Die Dichte muss man gedanklich verringern auf **1**.

Zusätzlich: Halbedelstein. Wird im Bauwesen und in der Medizin verwendet.

H

Halit – 6485412198

Steinsalz, Kochsalz.

Morphologie – kubische Kristalle, Stalaktite in den Höhlen, Stalagmit.

Klasse – Haloide.

Chemische Formel – **NaCl**

Man muss sich auf der gesamten chemischen Formel konzentrieren.

Kristallsystem – kubisch.

Farbe des Minerals – farblos, weißlich, gelb, rot, purpur oder blau.

Strichfarbe – weiß.

Opazität – durchsichtig, halbdurchsichtig.

Glanz – gläsern.

Härtegrad – **2,5**.

Den Härtegrad muss man gedanklich verringern auf **1**.

Bruch – muschelig.

Tenazität – brüchig.

Dichte – **2,168**.

Zusätzlich – Rohstoff für die chemische und die Lebensmittelindustrie.

Hakit – 3184915178

Morphologie – allomorphe Körner.

Klasse – Sulfatsalze.

Chemische Formel – $Cu_{10}Hg_2Sb_4Se_{13}$

Bei der chemischen Formel muss man sich auf den ersten 4 Symbolen konzentrieren – «C», «u», Kennzahl «1», Kennzahl «0».

Kristallsystem – kubisch.

Farbe des Minerals – graubraun übergehend ins cremeweiß.

Strichfarbe – weiß.

Opazität – nicht durchsichtig.

Glanz – metallisch.

Härtegrad – 4,5.

Dichte – 6,3.

Hammarit – 3186142198

Morphologie – kurzprismatische Kristalle, nadelige.

Chemische Formel – $Cu_2Pb_2Bi_4S_9$

Man muss sich auf der gesamten chemischen Formel konzentrieren.

Kristallsystem – rautenförmig.

Farbe des Minerals – stahlgrau.

Strichfarbe – schwarz.

Opazität – nicht durchsichtig.

Glanz – metallisch.
*Härtegrad – **3–4**.*
Bruch – muschelig.
*Dichte – **6,73**.*

Harkerit – 8194915196

Morphologie – oktaedrische Kristalle; körnige Aggregate.
Chemische Formel – $Ca_{12}Mg_4Al(SiO_4)_4(BO_3)_3(CO_3)_5 * H_2O$
Man muss sich auf den ersten vier Symbolen der chemischen Formel konzentrieren – «**C**», «**a**», Kennzahl «1», Kennzahl «2».
Kristallsystem – trigonal.
Farbe des Minerals – weiß und braun.
Strichfarbe – weiß.
Opazität – halbdurchsichtig.
Glanz – ähnlich dem gläsernen, wächsern, glanzlos.
*Härtegrad – **4**.*
Bruch – uneben.
Tenazität – brüchig.
*Dichte – **2,96**.*
Die Dichte muss man gedanklich verringern auf **1**.

Haiweeit – 8916945187

Morphologie – schuppige Kristalle; sphärolytische Aggregate, radial-strahlenförmige.

Klasse – Silikate.

Chemische Formel – $Ca(UO_2)_2Si_5O_{12}(OH)_2 * 3H_2O$

Man muss sich auf die gesamte chemische Formel konzentrieren.

Kristallsystem – monoklin.

Farbe des Minerals – blaßgelb, grüngelb, eigelbfarbe.

Strichfarbe – weiß.

Glanz – perlmuttern.

*Härtegrad – **3,5**.*

*Dichte – **2,86–3,35**.*

*Radioaktivität – **3,647,561.22**.*

Die Radioaktivität muss man gegen 0 führen durch mentale Konzentration auf der Zahlenreihe des Minerals.

Hambergit – 5194813198

Morphologie – große isometrische Kristalle, manchmal prismatisch, stäbchenförmig, mit Schraffierungen am Rand.

Klasse - Borate.

Chemische Formel – $Be_2BO_3(OH)$.

*Bei der chemischen Formel muss man sich auf den ersten beiden Symbolen konzentrieren – «**B**», «**e**».*

Kristallsystem – rautenförmig.

Farbe des Minerals – farblos, gräulich-gelblich-farblos in den inneren Reflexionen und in der Durchsicht.

Opazität – durchsichtig, halbdurchsichtig, durchscheinend an den Rändern.

Glanz – gläsern.

Härtegrad – **7,5**.

Den Härtegrad muss man gedanklich verringern auf **6**.

Tenazität – brüchig.

Dichte – **2,347–2,372**.

Die Dichte muss man gedanklich verringern auf **1**.

Hedleyit – 5138497987

Morphologie – plattenförmige Kristalle.

Chemische Formel – Bi_7Te_3

Man muss sich auf der gesamten chemischen Formel konzentrieren.

Kristallsystem – trigonal.

Farbe des Minerals – zinnweiß.

Opazität – nicht durchsichtig.

Glanz – metallisch.

Härtegrad – **2**.

Tenazität – biegbar.

Dichte – **8,91**.

Die Dichte muss man gedanklich verringern auf **7,9**.

Heinrichtit – 8196412197

Morphologie – Kristalle – Uranglimmergruppe.

Klasse – Arsenate.

Chemische Formel – $Ba(UO_2)_2(AsO_4)_2 * 10H_2O$

Man muss sich auf der gesamten chemischen Formel konzentrieren.

Kristallsystem – monoklin.

Farbe des Minerals – grün, gelb, gelbgrün.

Strichfarbe – weißgelb.

Glanz – gläsern, perlmuttern.

Opazität – von durchsichtig bis halbdurchsichtig.

Härtegrad – 2,5.

Dichte – 3,61.

Radioaktivität – 3,123,502.50.

Die Radioaktivität muss man gegen 0 führen durch Konzentration auf der Zahlenreihe des Minerals.

Hemimorphit – 4986912197

Morphologie – tropfsteinförmige, nierenförmige, traubenartige Aggregate; stäbchenförmige Kristalle.

Klasse – Silikate.

Chemische Formel – $Zn_4Si_2O_7(OH)_2 * H_2O$

Man muss sich auf den ersten beiden Symbolen der chemischen Formel konzentrieren – «Z» und «n».

Kristallsystem – rautenförmig.

Farbe des Minerals – farblos, weiß, hellblau, blaßblau, blaß-grün, rosa, grau, braun.

Strichfarbe – weiß.

Opazität – durchsichtig, halbdurchsichtig.

Glanz – diamanten, gläsern, seidig, perlmuttern.

Härtegrad – **4,5–5**.

Bruch – uneben, ähnlich dem muscheligen.

Tenazität – brüchig.

Dichte – **3,475**.

Die Dichte muss man gedanklich verringern auf **3,1**.

Zusätzlich – Zinkerz.

Hewetit – 8915412196

Morphologie – nadelige Kristalle; Filmschicht, Knoten.

Klasse – Vanadate.

Chemische Formel – $CaV^{5+}_6O_{16} \cdot 9H_2O$

Man muss sich auf der gesamten chemischen Formel konzentrieren.

Kristallsystem – monoklin.

Farbe des Minerals – tiefrot; schokobraun im Licht.

Opazität – durchsichtig.

Glanz – diamanten, seidig.

Dichte – **2,51–2,61**.

Heterogenit - 5986418978

Morphologie – in Form von massiven, kugelförmigen, nierenförmigen, tropfsteinartigen Aggregaten, Krusten und Belag auf anderen Mineralen, selten prismatische Kristalle.

Klasse – Oxide.

Chemische Formel – $Co^{3+}O(OH)$.

Man muss sich auf der gesamten chemischen Formel konzentrieren.

Kristallsystem – hexagonal.

Farbe des Minerals – schwarz, rötlich, schwarzbraun.

Strichfarbe – schwarz, braun.

Opazität – nicht durchsichtig.

Glanz – metallisch, nicht glänzend.

Härtegrad – 3–5.

Den Härtegrad muss man gedanklich verringern auf **2**.

Bruch – uneben, muschelig.

Dichte – 4,13–4,47.

Die Dichte muss man gedanklich verringern auf **3**.

Henmilit– 8193175196

Morphologie – kleine Kristalle; in Form fester körniger Masse.

Chemische Formel – $Ca_2Cu|B(OH)_4|_2(OH)_4$

Bei der chemischen Formel muss man sich auf den ersten beiden Symbolen konzentrieren – «**C**», «**a**».

Kristallsystem – triklin.

Farbe des Minerals – hellblau-blau, hellblau-lila.

Härtegrad – **1,5–2**.

Tenazität – weich und brüchig.

Dichte – **2,51**.

Zusätzlich – die einzige Fundstelle – Fukmine, Okayama, Japan.

Hibonit – 8194512196

Morphologie – abgeflachte Kristalle, hexagonale Prismen, idiomorphe, sechseckige plattprismatische Körner.

Klasse – Oxide.

Chemische Formel – $(Ca,Ce)(Al,Ti,Mg)_{12}O_{19}$

Man muss sich auf den ersten beiden Symbolen der chemischen Formel konzentrieren– «C», «a».

Kristallsystem – hexagonal.

Farbe des Minerals – schwarz, rotbraun.

Strichfarbe – braun.

Glanz – metallisch.

Opazität – nicht durchsichtig.

Härtegrad – **7,5–8**.

Dichte – **3,84**.

Radioaktivität – **4,081.56**.

Die Radioaktivität muss man gegen 0 führen durch mentale

Konzentration auf der gesamten Zahlenreihe, die dem Mineral entspricht und durch geistige Konzentration auf den ersten vier Zahlen der Zahlenreihe, die dem Mineral entsprechen.

Hilgardit – 5165183197

Morphologie – stäbchenförmige Kristalle, keilförmige; Sphärolithe, radial-strahlenförmige Aggregate, Oolithe.
Chemische Formel – $Ca_2B_5O_9Cl*H_2O$
Man muss sich auf der gesamten chemischen Formel konzentrieren.
Kristallsystem – triklin.
Farbe des Minerals – farblos, hellrosa; farblos in den inneren Reflexionen und in der Durchsicht.
Strichfarbe – weiß.
Opazität – durchsichtig.
Glanz – gläsern.
*Härtegrad – **5**.*
*Dichte – **2,69**.*
Die Dichte muss man gedanklich verringern auf **0,1**.

Hillit – 5138942197

Klasse – Phosphate.
Chemische Formel – $Ca_2Zn(PO_4)_2 * 2H_2O$
Man muss sich auf der gesamten chemischen Formel konzen-

trieren.

Kristallsystem – triklin.

Farbe des Minerals – farblos übergehend ins grüngrau.

Strichfarbe – weiß.

Opazität – durchsichtig, halbdurchsichtig.

Glanz – gläsern, seidig.

*Härtegrad – **3,5**.*

*Dichte – **3,16**.*

Hieratit – 5183196987

Chemische Formel – K_2SiF_6

Man muss sich auf der gesamten chemischen Formel konzentrieren.

Kristallsystem – kubisch.

Farbe des Minerals – farblos, weiß, grau.

Opazität – durchsichtig.

Glanz – gläsern.

*Härtegrad – **2,5**.*

*Dichte – **2,665**.*

*Radioaktivität – **492,95**.*

Die Radioaktivität muss man gegen 0 führen durch Konzentration auf den ersten fünf Zahlen der Zahlenreihe von Hieratit.

Holdenit – 5138945186

Morphologie – isometrische Kristalle, dick stäbchenförmige.

Chemische Formel – **(Mn,Mg)$_6$Zn$_3$(AsO$_4$)$_2$(SiO$_4$)(OH)$_8$**

Man muss sich auf den ersten beiden Symbolen der chemischen Formel konzentrieren – «**M**», «**n**».

Kristallsystem – rautenförmig.

Farbe des Minerals – rosa, rotgelb, tiefrot.

Opazität – halbdurchsichtig.

Glanz – gläsern.

Härtegrad – 4.

Bruch – ähnlich dem muscheligen.

Dichte – 4,11.

Hutchinsonit – 8195142189

Klasse – Sulfatsalze.

Chemische Formel – **PbTlAs$_5$S$_9$**

Man muss sich auf der gesamten chemischen Formel konzentrieren.

Kristallsystem – Farbe des Minerals – grelles scharlachrot übergehend ins tiefe kirschrot, oft mit blauen Farbtönen.

Strichfarbe – scharlachrot, grellrot übergehend ins tiefe kirschrot.

Glanz – diamanten.

Härtegrad – 1,5–2.

Bruch – muschelig.

Tenazität – brüchig.

*Dichte – **4,6**.*

Die Dichte muss man gedanklich verringern auf **4,1**.

Hübnerit – 5184975648

Morphologie – säulenförmig, dick stäbchenförmig bis zu tafelförmigen Kristallen.

Chemische Formel – $Mn^{2+}WO_4$.

Man muss sich auf der gesamten chemischen Formel konzentrieren.

Kristallsystem – monoklin.

Farbe des Minerals – gelb-braun, rötlich-braun, schwarzbraun, schwarz, rot (selten).

Strichfarbe – grünlich-grau, gelb übergehend ins rötlich-braun.

Opazität – durchsichtig, halbdurchsichtig.

Glanz – diamanten, harzig, halbmetallisch.

*Härtegrad- **4–4,5**.*

Den Härtegrad muss man gedanklich verringern auf **2**.

Bruch – uneben.

Tenazität – brüchig.

*Dichte – **7,12–7,18**.*

Die Dichte muss man gedanklich verringern auf **6**.

Zusätzlich – ein Sammelmineral.

Hureaulith – 6897412986

Morphologie – kurzprismatische Kristalle mit schrägen Köpfen, stäbchenförmige, körnige Aggregate, schuppige, wirrfaserige.

Klasse – Phosphate.

Chemische Formel – $Mn_5(PO_4)_2[PO_3(OH)]_2 \cdot 4H_2O$.

Man muss sich auf der gesamten chemischen Formel konzentrieren und zwar so, dass die Wahrnehmung im linken Auge vom Anfang der Formel ausgehen muss und das rechte Auge – vom Ende der Formel. Von diesen zwei Wahrnehmungsstrahlen, aus zwei Füssen der Wahrnehmung muss man gedanklich die Gestalt der Formel formen.

Kristallsystem – monoklin.

Farbe des Minerals – rot, orange, orange-rot, rötlich-braun, gelblich-braun, lila-rosa, hellrosa, bernsteingelb, grau, fast farblos.

Strichfarbe – fast weiß.

Opazität – durchsichtig, halbdurchsichtig.

Glanz – gläsern, fettig.

Härtegrad – **5**.

Bruch – uneben.

Dichte – ***3,18–3,2***.

Die Dichte muss man gedanklich verringern auf **2**.

Zusätzlich – ein sehr seltenes und schönes Sammelmineral.

Huemulit – 8194516197

Morphologie – stäbchenförmige Kristalle; faserige Aggregate.
Klasse – Vanadate.

Chemische Formel – $Na_4MgV^{5+}_{10}O_{28} * 24H_2O$

Man muss sich auf der gesamten chemischen Formel konzentrieren.
Kristallsystem – triklin.
Farbe des Minerals – orangegelb, übergehend ins orange.
Strichfarbe – gelb.
Opazität – halbdurchsichtig.
Glanz – glanzlos.
*Härtegrad – **2,5–3**.*
Den Härtegrad muss man gedanklich verringern auf **1**.
*Dichte – **2,39**.*

Hydroborazit – 5974982914

Morphologie – längliche prismatische Kristalle bis zu 10 cm, radial-strahlenförmige Aggregate von fächerförmigen bis sphärischen, Verwachsungen der Art „Schwalbenschwanz".
Chemische Formel – $CaMg[B_3O_4(OH)_3]_2 * 3H_2O$

Man muss sich auf den ersten vier Symbolen der chemischen Formel konzentrieren «C», «a», «M», «g».
Kristallsystem – monoklin.

Farbe des Minerals – farblos, weiß bis grünlich, gelblich, hellbraun.

Strichfarbe – weiß.

Opazität – durchsichtig.

Glanz – gläsern, seidig.

Härtegrad – 2.

Den Härtegrad muss man gedanklich verringern auf **1**.

Dichte – 2.

Die Dichte muss man gedanklich verringern auf **1**.

Zusätzlich – ein Sammelmineral.

I

Indialith – 5496489748

Morphologie – hexagonale Körner, spiralförmige Aggregate.

Chemische Formel – $Mg_2Al_4Si_5O_{18}$

Man muss sich auf den ersten beiden Symbolen der chemischen Formel konzentrieren «**M**», «**g**».

Kristallsystem – hexagonal.

Farbe des Minerals – farblos, lila.

Man muss sich auf der farblosen Variante des Minerals konzentrieren.

Strichfarbe – weiß.

Opazität – durchsichtig.

Glanz – gläsern.

Härtegrad – 7–7,5.

Den Härtegrad muss man gedanklich erhöhen auf **8**.

Bruch – muschelig.

Dichte – 2,512.

Die Dichte muss man gedanklich erhöhen auf **3**.

Zusätzlich – Indialith wurde nach dem Landesnamen benannt, nach Indien, wo er zuerst gefunden wurde. Ein Sammelmineral.

Inesit – 5484916487

Morphologie – prismatische Kristalle; faserige, radial-strahlenförmige, kugelförmige Aggregate.

Klasse – Silikate.

Chemische Formel – $Ca_2Mn_7Si_{10}O_{28}(OH)_2 \cdot 5H_2O$

Bei der chemischen Formel muss man sich auf den ersten beiden Symbolen konzentrieren, auf «**C**», «**a**». Im Inneren des Symbols «**C**» muss man sich das Symbol «**a**» vorstellen und sehen, wie sich zwei Sphären bilden, die die Formel komplett bedecken und in Ihrem Bewusstsein aus ihr einen Zylinder machen, und dieser Zylinder ist eine Art Steuerungssystem, das man an den Ort bewegen kann, wo eine Steuerung notwendig ist.

Kristallsystem – triklin.

Farbe des Minerals – rosarot, rosa, orange-rosa, orange-rosa-

braun.

Strichfarbe – weiß.

Opazität – halbdurchsichtig.

Glanz – gläsern, seidig.

*Härtegrad – **5,5–6**.*

Bruch – uneben.

Tenazität – brüchig.

*Dichte – **3,03–3,04**.*

Die Dichte muss man gedanklich verringern auf **2**.

J

Jarosit – 5856412198

Morphologie – plattenförmige Kristalle, oktaedrische, rautenförmige.

Klasse – Sulfate.

Chemische Formel – $K_2Fe^{3+}_6(SO_4)_4(OH)_{12}$

Man muss sich auf der gesamten chemischen Formel konzentrieren.

Kristallsystem – trigonal.

Farbe des Minerals – goldgelb, bernsteingelb, hellgelb, ockergelb, gelbbraun, oft mit brauner Tönung.

Strichfarbe – blaßgelb.

Opazität – scheint durch an dünnen Rändern, einzelne kleine

Kristalle sind halbdurchsichtig.

Glanz – gläsern, ähnlich dem diamanten, manchmal harzig, in erdigen Massen glanzlos.

Härtegrad – **2,5–3,5**.

Bruch – uneben bis muschelig.

Tenazität – brüchig.

Dichte – **2,9–3,26**.

Die Dichte muss man gedanklich verringern auf **1,4**.

Radioaktivität – ***111.13***.

Die Radioaktivität muss man gegen 0 führen durch Konzentration auf Zahlen, die dem Mineral entsprechen.

Jamesonit – 5194918987

Morphologie – in Form von prismatischen, nadeligen und faserartigen Kristalle.

Chemische Formel – $Pb_4FeSb_6S_{14}$

Man muss sich auf der gesamten chemischen Formel konzentrieren.

Kristallsystem – monoklin.

Farbe des Minerals – grauschwarz; mit schillerndem Farbenspiel auf der Verwitterungsoberfläche der Ränder und Spalten.

Strichfarbe – grauschwarz.

Opazität – nicht durchsichtig.

Glanz – metallisch.

*Härtegrad – **2,5**.*

Den Härtegrad muss man gedanklich verringern auf **1,8**.

Tenazität – brüchig.

*Dichte – **5,63**.*

Die Dichte muss man gedanklich verringern auf 5.

Zusätzlich: sekundäres Blei- und Antimon-Erz.

Johannit – 4986412187

Morphologie – kleine Kristalle; kleine Drusen, Rosetten.

Klasse – Sulfate.

Chemische Formel – $Cu(UO_2)_2(SO_4)_2(OH)_2 * 8H_2O$

Bei der chemischen Formel muss man sich auf den ersten beiden Symbolen konzentrieren «**C**», «**u**».

Kristallsystem – triklin.

Farbe des Minerals – smaragdgrün, apfelgrün.

Strichfarbe – sehr blaßes gelb.

Opazität – durchsichtig, halbdurchsichtig.

Glanz – gläsern.

*Härtegrad – **2–2,5**.*

*Dichte – **3,32**.*

*Radioaktivität – **3,756,556.78**.*

Die Radioaktivität kann man entfernen mittels Konzentration auf der ersten Zahl der Radioaktivität, indem man sich vorstellt, dass diese Zahl auf 0 reduziert wird. D.h. man stellt sich vor, wie die 3 in Richtung der 0 zugeht mit dem Ziel, die Radioaktivität zu verringern.

Zusätzlich – ein seltenes Mineral, stark radioaktiv.

K

Kaledonit – 5196412197

Morphologie – prismatische Kristalle; radial-strahlenförmige Aggregate.

Chemische Formel – $Cu_2Pb_5(SO_4)_3(CO_3)(OH)_6$

Bei der chemischen Formel muss man sich auf den ersten beiden Symbolen konzentrieren – «**C**», «**u**».

Kristallsystem – rautenförmig.

Farbe des Minerals – dunkelblau, übergehend ins hellblaugrün; hellblau-grün in den inneren Reflexionen du in der Durchsicht.

Strichfarbe – grünlich-blau übergehend ins hellblau-weiß, blaßer als die Probe.

Opazität – durchsichtig, halbdurchsichtig.

Glanz – gläsern, harzig.

Härtegrad – **2,5–3.**

Bruch – uneben.

Tenazität – brüchig.

Dichte – **5,75–5,77.**

Die Dichte muss man gedanklich verringern auf **4**.

Zusätzlich: ein seltenes Sammelmineral.

Karelianit – 4986412197

Morphologie – prismatische Kristalle, Körner, massive Aggregate.

Klasse – Oxide.

Chemische Formel – V_2O_3

Man muss sich auf der gesamten chemischen Formel konzentrieren.

Kristallsystem – hexagonal.

Farbe des Minerals – schwarz.

Strichfarbe – schwarz.

Opazität – nicht durchsichtig.

Glanz – metallisch.

Härtegrad – ***8–9***.

Bruch – uneben.

Dichte – ***4,95***.

Die Dichte muss man gedanklich verringern auf **3**.

Zusätzlich – wurde zum ersten Mal in Karelien gefunden.

Karletonit – 6485412197

Chemische Formel – $KNa_4Ca_4Si_8O_{18}(CO_3)_4(F,OH) * H_2O$

Die chemische Formel muss man selektiv wahrnehmen, d.h.

z.B. die ersten paar Symbole, dann die mittigen und dann am Ende. Die Wahrnehmung muss chaotisch sein, nicht systemisch.

Kristallsystem – tetragonal.
Farbe des Minerals – farblos, hellblau, dunkelblau, rosa.
Strichfarbe – weiß.
Glanz –gläsern.
*Härtegrad – **4–4,5.***
*Dichte – **2,45.***
*Radioaktivität – **41,07.***

Die Radioaktivität kann man verringern und auf 0 bringen durch Konzentration auf der Zahl, die die Zahl der Radioaktivität abschließt, d.h. 7. Und sich dann vorstellen, dass diese Zahl bei einer Entwicklung der Geschehnisse zur Unendlichkeit zu einer Zahl wird, die zu einer 0 übergeht bei der Handlung der Verkleinerung der Radioaktivität oder deren Verringerung Richtung 0.

Kalomel – 4986412987

Morphologie – stäbchenförmige Kristalle, prismatische.
Chemische Formel – **HgCl.**

Bei der chemischen Formel muss man sich auf der gesamten chemischen Formel Konzentrieren. Bei der Konzentration muss man sein eigenes Bild sehen, welches eine natürliche Farbe ausstrahlt, die Sie auch bei der Situation sehen, wenn Sie sich mit physischer Sehkraft betrachten, z.B. im Spiegel. Dabei muss man gedanklich zwei Varianten der Wahrnehmung von sich selbst betrachten. Die erste Variante – so wie Sie sich selbst sehen, als ob Sie im Spiegel wären, und die zweite – so wie Sie sich selbst durch physische Sehkraft sehen, z.B. Ihren Arm. Wenn Sie diesen beiden Ebenen der Wahrnehmung verbinden, sehen Sie, dass die Organisation der Information, die den Menschen erschafft, d.h. Ihre eigene Handlung, Ihnen schon lange bekannt ist. Und, davon ausgehend, versuchen Sie die Struktur der Ewigkeit Ihres Körpers wie eine bekannte Technologie zu realisieren, die Ihnen von Anfang an gegeben ist, Ihrem Körper bekannt ist, Ihrem Bewusstsein und Ihrer Wahrnehmung.

Kristallsystem – tetragonal.

Farbe des Minerals – farblos, weiß, gräulich, gelblich-weiß, gelblich-grau übergehend ins aschgrau, braun; dunkel beim frischen Bruch, übergehend zu hell.

Strichfarbe – helles gelblich-weiß.

Opazität – durchsichtig.

Glanz – diamanten.

Härtegrad – **1,5–2**.

Bruch – muschelig.

Tenazität – schnittfest.

Dichte – **7,15**.

Die Dichte muss man gedanklich verringern auf **6**.

Zusätzlich: ein seltenes Mineral, Quecksilberchlorid.

Kernit – 2196412187

Morphologie – isometrische Kristalle, keilförmige.

Chemische Formel – $Na_2B_4O_6(OH)_2 * 3H_2O$

Bei der chemischen Formel muss man sich auf der gesamten chemischen Formel konzentrieren.

Kristallsystem – monoklin.

Farbe des Minerals – farblos übergehend ins weiß.

Strichfarbe – weiß.

Opazität – durchsichtig.

Glanz – gläsern.

Härtegrad – **2,5**.

Bruch – eben.

Tenazität – biegbar.

Dichte – **1,906**.

Kinichilit – 5482916487

Chemische Formel – $Mg_{0.5}[Mn^{2+}Fe^{3+}(TeO_3)_3] \cdot 4.5\ H_2O$

Bei der chemischen Formel muss man sich auf den ersten beiden Symbolen konzentrieren – «**M**», «**g**».

Kristallsystem – hexagonal.

Farbe des Minerals – dunkelbraun.

Strichfarbe – braun.

Opazität – halbdurchsichtig.

Glanz – ähnlich dem diamantenen.

Härtegrad – 2.

Tenazität – brechbar.

Dichte – 3,96.

Die Dichte muss man gedanklich verringern auf **2**.

Kipushit– 5196143198

Morphologie – kurzprismatische Kristalle, längliche, dicktatelige, körnige Aggregate, dünne Kruste und Belag.

Klasse – Phosphate.

Chemische Formel – $(Cu,Zn)_3(PO_4)(OH)_3 \cdot 2H_2O$

Man muss sich auf den ersten beiden Symbolen der chemischen Formel konzentrieren, auf «C», «u».

Kristallsystem – monoklin.

Farbe des Minerals – grün, blau, grünblau, dunkelblau; grünblau in den inneren Reflexionen und in der Durchsicht.

Strichfarbe – grün, übergehend ins weiß.

Opazität – halbdurchsichtig.

Glanz – gläsern.

Härtegrad – 3,5–4.

Dichte – 3,4.

Die Dichte muss man gedanklich verringern auf **2,4**.

Zusätzlich – ein seltenes Sammelmineral.

Klinoklas – 5496412987

Morphologie – nadelförmige Kristalle, stäbchenförmige, pseudorhomboedrische; radial-faserige Aggregate.

Klasse – Arsenate.

Chemische Formel – $Cu_3AsO_4(OH)_3$

Man muss sich auf der gesamten chemischen Formel konzentrieren.

Kristallsystem – monoklin.

Farbe des Minerals – blau, grünlich-blau, dunkelgrün-schwarz.

Strichfarbe – hellblau-grün.

Opazität – durchsichtig, halbdurchsichtig.

Glanz – gläsern, perlmuttern.

*Härtegrad – **2,5–3**.*

Den Härtegrad muss man gedanklich verringern auf **1**.

Bruch – uneben.

Tenazität – brüchig.

*Dichte – **4,38**.*

Die Dichte muss man gedanklich verringern auf **4, 2**.

Zusätzlich: ein seltenes Mineral.

Klinozoisit – 5496412987

Morphologie – prismatische Kristalle; körnige Aggregate, faserige.

Klasse – Silikate.

Chemische Formel – $Ca_2Al_3(Si_2O_7)(SiO_4)O(OH)$

Man muss sich auf der gesamten chemischen Formel konzentrieren.

Kristallsystem – monoklin.

Farbe des Minerals – farblos, grün, grau, hellgelb, gelblich-grün.

Strichfarbe – gräulich-weiß.

Opazität – durchsichtig, halbdurchsichtig.

Glanz – gläsern.

Härtegrad – 7.

Den Härtegrad muss man gedanklich verringern auf **6**.

Bruch – uneben.

Tenazität – brüchig.

Dichte – 3,3–3,4.

Kobaltarthurit– 6487412189

Chemische Formel – $(Co,Mg)Fe^{3+}[OH|AsO_4]_2 \cdot 4H_2O$

Bei der chemischen Formel muss man sich auf den ersten beiden Symbolen der chemischen Formel konzentrieren «C», «o».

Kristallsystem – monoklin.

Farbe des Minerals – gelblich-braun übergehend ins heugelb.

Strichfarbe – weiß übergehend ins blaßbraun.

Opazität – halbdurchsichtig.

Glanz – gläsern, seidig.

Spaltbarkeit – keine.

*Härtegrad – **3,5–4.***

Den Härtegrad muss man gedanklich verringern auf **2**.

*Dichte – **3,22.***

Die Dichte muss man gedanklich verringern auf **3**.

Koloradoit – 5496412197

Morphologie – massive Aggregate.

Chemische Formel – **HgTe**

Man muss sich auf der gesamten chemischen Formel konzentrieren.

Kristallsystem – kubisch.

Farbe des Minerals – grau bis Stahlschwarz.

Strichfarbe – schwarz.

Opazität – nicht durchsichtig.

Glanz – metallisch.

*Härtegrad – **2,5.***

Bruch – uneben, muschelig.

*Dichte – **8,07.***

Zusätzlich – ein sehr seltenes Mineral, Quecksilbertellurid.

Kolbeckit – 5896412197

Morphologie – kurzprismatische Kristalle mit Bildung von radial-kristallischen Rosetten; kleine feste Sphärolithe.

Klasse – Phosphate.

Chemische Formel – **$ScPO_4 * 2H_2O$**

Man muss sich auf der gesamten chemischen Formel konzentrieren.

Kristallsystem – monoklin.

Farbe des Minerals – farblos, hellgelb, hellbläulich-blau, bläulich-grau, apfelgrün.

Opazität – durchsichtig.

Glanz – gläsern, perlmuttern.

*Härtegrad – **3–5**.*

Bruch – muschelig.

Tenazität – brüchig.

*Dichte – **2,36**.*

Konichalzit – 5497812986

Morphologie – kurzprismatische Kristalle, nierenförmige Aggregate mit radial-strahlenförmiger Struktur, dichte Masse.

Chemische Formel – **$CaCuAsO_4(OH)$**

Bei der chemischen Formel muss man sich auf den ersten beiden Symbolen konzentrieren «**C**», «**a**».

Kristallsystem – rautenförmig.

Farbe des Minerals – grün, gelb, gelbgrün; hellgrün übergehend uns gelblich-grün in den inneren Reflexionen und in der Durchsicht.

Man muss sich auf der grünen Farbe des Minerals konzentrieren.

Strichfarbe – hellgrün.

Opazität – halbdurchsichtig.

Glanz – gläsern, fettig.

*Härtegrad – **4,5**.*

Den Härtegrad muss man gedanklich verringern auf **3**.

Bruch – uneben.

Tenazität – brüchig.

*Dichte – **4,33**.*

Die Dichte muss man gedanklich verringern auf **3,2**.

Zusätzlich: ein sekundäres Mineral in den Kupferfundstätten, ein Sammelmineral.

Kosnarit – 5896412197

Chemische Formel – $KZr_2(PO_4)_3$

Man muss sich auf der gesamten chemischen Formel zu konzentrieren.

Kristallsystem – trigonal.

Farbe des Minerals – blaßblau übergehend ins blaßgelb, übergehend ins farblose.

Strichfarbe – weiß.

Opazität – durchsichtig, halbdurchsichtig.

Glanz – gläsern.

*Härtegrad – **4,5**.*

Bruch – muschelig.

Tenazität – brüchig.

*Dichte – **3,194**.*

*Radioaktivität – **105,56**.*

Die Radioaktivität kann man entfernen durch Konzentration auf die Information, die sich neben der Zahl der Radioaktivität befindet, und in diese Zahlen dann **619** einführen, und danach die Zahlenreihe, die diesem Mineral entspricht.

Krennerit – 5842164987

Morphologie – kurzprismatische, große stäbchenförmige Kristalle, blätterige Aggregate.

Chemische Formel – (Au,Ag)Te$_2$

Man muss sich auf der gesamten chemischen Formel konzentrieren.

Kristallsystem – rautenförmig.

Farbe des Minerals – silbrig-weiß bis helles messinggelb.

Strichfarbe – grau, gelblich-grau.

Opazität – nicht durchsichtig.

Glanz – metallisch, manchmal stark.

*Härtegrad – **2,5**.*

Bruch – halbmuschelig bis uneben.

Tenazität – brüchig.

*Dichte – **8,53**.*

Zusätzlich – ein seltenes Mineral, Gold-und Silbertellurid.

Kryptomelan – 5842916987

Morphologie – kleinkörnige Masse, radial-faserige Aggregate.

Klasse – Oxide.

Chemische Formel – $K(Mn^{4+},Mn^{2+})_8O_{16}$

Man muss sich auf dem ersten Symbol der chemischen Formel konzentrieren «**K**».

Kristallsystem – monoklin.

Farbe des Minerals – braun, grauweiß, hellblau-grau.

Strichfarbe – bräunlich-schwarz.

Opazität – nicht durchsichtig.

Glanz – matt.

*Härtegrad – **5–6,5**.*

Bruch – uneben.

*Dichte – **4,36**.*

*Radioaktivität – **72,57**.*

Ktenasit – 5896412987

Morphologie – stäbchenförmige Kristalle.

Klasse – Sulfate.

Chemische Formel – $(Cu,Zn)_5(SO_4)_2(OH)_6 * 6H_2O$

Man muss sich auf der gesamten chemischen Formel konzentrieren.

Kristallsystem – monoklin.

Farbe des Minerals – hellblau, blau, blaugrün, smaragdgrün.

Glanz – gläsern.

Härtegrad – 2–2,5.

Dichte – 2,94.

Zusätzlich – ein seltenes Mineral.

Kuprit - 2172143184

Morphologie – oktaedrische oder dodekaedrische Kristalle, seltener nadelige oder faserige.

Chemische Formel – Cu_2O

Man muss sich auf der gesamten chemischen Formel konzentrieren.

Kristallsystem – kubisch.

Farbe des Minerals – dunkelrot, manchmal fast schwarz.

Strichfarbe – ein glänzendes metallisches bräunlich-rot.

Opazität – durchsichtig, halbdurchsichtig.

Glanz – diamanten, halbmetallisch, matt.

Man muss sich auf dem diamantenen Glanz des Minerals konzentrieren.

Härtegrad – 3,5–4.

Den Härtegrad muss man gedanklich verringern auf **2**.

Bruch – muschelig.

Tenazität – brüchig.

Dichte – **6,14**.

Die Dichte muss man gedanklich verringern auf **3**.

Zusätzlich: ein Bestandteil komplexer Kupfererze für das Ausschmelzen von Kupfer.

Kylindrit – 8315495487

Morphologie – zylindrische Aggregate, konzentrisch-schalige.

Klasse– Sulfide.

Chemische Formel – $FePb_3Sn_4Sb_2S_{14}$

Man muss sich auf der gesamten chemischen Formel konzentrieren.

Kristallsystem – triklin.

Farbe des Minerals – grauschwarz.

Strichfarbe – schwarz.

Opazität – nicht durchsichtig.

Glanz – metallisch.

Härtegrad – **2,5**.

Tenazität – duktil.

Dichte – **5,43 – 5,49**.

L

Leightonit – 6482912187

Chemische Formel – $K_2Ca_2Cu(SO_4)_4 * 2H_2O$

Man muss sich auf der gesamten chemischen Formel konzentrieren, dann auf den drei letzten Symbolen der chemischen Formel, d.h. – «H», Kennzahl «2», «O».

Kristallsystem – triklin.

Farbe des Minerals – blaßblau, grünlich-blau.

Opazität – durchsichtig, halbdurchsichtig.

Glanz – gläsern.

Spaltbarkeit – keine.

Härtegrad – 3.

Dichte – 2,95.

Radioaktivität – 157,65.

Lepidolith - 5182143178

Morphologie – in Form von kleinschuppigen Aggregaten, feinkörnigen und gekrümmten Schalenmassen.

Chemische Formel – $K(Li,Al)_3(Si,Al)_4O_{10}(F,OH)_2$ *typische Beimischungen* Fe^{2+}, Mn, Cs, Rb, Na.

Bei der chemischen Formel muss man sich auf dem ersten Symbol konzentrieren «K».

Kristallsystem – monoklin.

Farbe – rosa, helllila, gelblich, hellgrau, farblos.

Strichfarbe – weiß.

Opazität – durchsichtig.

Glanz – perlmuttern, gläsern.

Man muss sich auf dem Perlmutterglanz des Minerals konzentrieren.

*Härtegrad – **2,5–4**.*

Den Härtegrad muss man gedanklich verringern auf 1.

Bruch – uneben.

Tenazität – biegbar, elastisch.

*Dichte – **2,8-2,9**.*

Die Dichte muss man gedanklich verringern auf 1,2.

Zusätzlich: eine Quelle für die Industrielle Beschaffung seltener Alkalimetalle: Lithium, Rubidium, Cäsium. In letzter Zeit hat Lithiummetall eine besondere Bedeutung bei thermonuklearen Reaktionen gewonnen.

Liebigit – 4896412187

Chemische Formel – $Ca_2(UO_2)(CO_3)_3 * 11H_2O$

Man muss sich auf den letzten drei Symbolen der chemischen Formel konzentrieren – «**H**», Kennzahl «**2**», «**O**».

Kristallsystem – rautenförmig.

Farbe des Minerals – grün, übergehend ins gelblich-grün.

Opazität – durchsichtig, halbdurchsichtig.

Glanz – gläsern, perlmuttern.
*Härtegrad – **2,5–3**.*
*Dichte – **2,41**.*
*Radioaktivität – **2,661,689.43**.*
Die Radioaktivität kann man gedanklich verkleinern auf **1** indem man gedanklich die Zahl der Radioaktivität in Bewegung setzt bis sich die Radioaktivität auf **1** absenkt, dann kann man sie auf 0 reduzieren.

Likasit – 29864129789
Morphologie – stäbchenförmige Kristalle.
Chemische Formel – $Cu_3NO_3(OH)_5 \cdot 2H_2O$
Bei der chemischen Formel muss man sich auf den ersten drei Symbolen konzentrieren – «C», «u», Kennzahl «3».
Kristallsystem – rautenförmig.
Farbe des Minerals – lasurblau, grellblau.
Man muss sich auf der Lasurfarbe des Minerals konzentrieren.
Opazität – durchsichtig.
*Dichte – **2,96–2,98**.*
Die Dichte muss man gedanklich verringern auf **1**.
Zusätzlich: ein seltenes sekundäres Mineral der Oxidationszonen der Kupfervorkommen, ein Sammelmineral.

Lithiophilit– 6498412197

Morphologie – prismatische Kristalle, feste massive Aggregate.

Klasse – Phosphate.

Chemische Formel – $LiMn^{2+}PO_4$

Kristallsystem – rautenförmig

Farbe des Minerals – rötlich-braun, gelblich-braun, goldgelb.

Strichfarbe – farblos, übergehend ins gräulich-weiß.

Opazität – durchsichtig, halbdurchsichtig.

Glanz – gläsern, harzig.

Härtegrad – **4–5**.

Den Härtegrad muss man gedanklich verringern auf **3**.

Bruch – uneben, ähnlich dem muscheligen.

Dichte – **3,345–3,5**.

Luzonit – 5896412987

Klasse – Sulfide.

Chemische Formel – Cu_3AsS_4

Man muss sich auf der gesamten chemischen Formel konzentrieren.

Kristallsystem – tetragonal.

Farbe des Minerals – tiefes rosabraun.

Strichfarbe – schwarz.

Opazität – nicht durchsichtig.

Glanz – metallisch.

*Härtegrad – **3,5**.*
Bruch – uneben, muschelig.
Tenazität – brüchig.
*Dichte – **4,4–4,6**.*

M

Magnesit – 5168942179

Morphologie – rhomboedrische Kristalle, in Form von festen, körnigen, erdigen, kalkhaltigen, amorphen porzellanartigen Aggregaten.

Klasse – Karbonate.

Chemische Formel – $MgCO3$.

Man muss sich auf der gesamten chemischen Formel konzentrieren.

Kristallsystem – trigonal.

Farbe des Minerals – farblos, weiß, grauweiß, gelblich, braun, flieder-rosa; farblos in den inneren Reflexionen und in der Durchsicht. Die Kristalle haben oft eine ungleichmäßige zonal-sektoriale Verteilung der Farben.

Strichfarbe – weiß.

Opazität – durchsichtig, halbdurchsichtig.

Glanz – gläsern.

*Härtegrad – **3,5–4,5**.*

Den Härtegrad muss man gedanklich verringern auf **3,1**.

Bruch – muschelig.

Tenazität – brüchig.

*Dichte – **2,98–3,02**.*

Die Dichte muss man gedanklich verringern auf **2**.

Zusätzlich – Magnesiumerz, wird verwendet in vielen verschiedenen Branchen der Industrie.

Mackayit – 5986412987

Morphologie – kleine kurzprismatische Kristalle, pyramidale, pseudokubische.

Chemische Formel – $Fe^{3+}Te_2O_5(OH)$

Man muss sich auf den ersten beiden Symbolen der chemischen Formel konzentrieren, auf «**F**», «**e**».

Kristallsystem – tetragonal.

Farbe des Minerals – blaßes Flaschengelb, olivgrün, bräunlich-grün, grünlich-schwarz.

Strichfarbe – blaßgrün.

Opazität – durchsichtig.

Glanz – gläsern bis diamanten.

*Härtegrad – **4,5**.*

Bruch – ähnlich dem muscheligen.

Tenazität – brüchig.

*Dichte – **4,86**.*

Die Dichte muss man gedanklich verringern auf **3**.

Zusätzlich – ein seltenes Mineral.

Mammothit – 5948916947

Chemische Formel – $Pb_6Cu_4AlSb^{5+}O_2(SO_4)_2Cl_4(OH)_{16}$

Bei der chemischen Formel muss man sich auf den letzten vier Symbolen der chemischen Formel konzentrieren, auf «O», «H», Kennzahl «1», Kennzahl «6».

Kristallsystem – monoklin.

Farbe des Minerals – himmelblau, blau, blaugrün, blaßblau.

Strichfarbe – blaßblau.

Opazität – durchsichtig.

Glanz – gläsern.

Härtegrad – 3.

Bruch – uneben.

Tenazität – sehr brüchig.

Dichte – **5,25**.

Die Dichte muss man gedanklich verringern auf **4,8**.

Mangavesuvianit – 4986915987

Chemische Formel – $Ca_{19}Mn^{3+}Al_{10}Mg_2(SiO_4)_{10}(Si_2O_7)_4O(OH)_9$

Man muss sich auf den ersten beiden Symbolen der chemischen Formel konzentrieren, auf «C», «a».

Kristallsystem – tetragonal.

Farbe des Minerals – tiefes rotbraun, rot, fast schwarz.

Strichfarbe – weiß.

Opazität – durchsichtig, halbdurchsichtig, nicht durchsichtig.

Glanz – gläsern

*Härtegrad – **6–7**.*

Bruch – muschelig.

*Dichte – **3,42**.*

Manganit – 5189142196

Morphologie – prismatische Kristalle, dünnkristaline Masse, Konkretionen.

Chemische Formel – $Mn^{3+}O(OH)$, *, manchmal Beimischung von* **Fe, Al, Ba, Pb, Cu, Ca, K, Na**.

Bei der chemischen Formel muss man sich konzentrieren auf – «**M**», «**n**».

Kristallsystem – monoklin.

Farbe des Minerals – grauschwarz, schwarz.

Strichfarbe – rötlich-braun übergehend ins schwarz.

Opazität – nicht durchsichtig.

Glanz – halbmetallisch.

*Härtegrad – **4**.*

Den Härtegrad muss man gedanklich erhöhen auf **6**.

Bruch – uneben.

Tenazität – brüchig.

*Dichte – **4,29–4,34**.*

Die Dichte muss man gedanklich verringern auf **4,8**.

Zusätzlich – Rohstoff für Manganlegierungen.

Markasit – 5498913197

Eine Variation des Eisensulfits mit einer anderen Kristallstruktur als Pyrit.

Morphologie - stäbchenförmige, säulenförmige und pyramidale Kristalle.

Chemische Formel – $Fe^{2+}S_2$

Man muss sich auf der gesamten chemischen Formel konzentrieren.

Kristallsystem – rautenförmig.

Farbe – von bronzefarben, messinggelb (eine grünliche Tönung möglich) bis fast weiß auf den frischen Abspaltungen. Typisch für Markasit ist eine Verfärbung von rot-gelb-blau.

Strichfarbe – grünlich-grau bis schwarz.

Opazität – nicht durchsichtig.

Glanz – metallisch.

*Härtegrad – **6-6,5**.*

Den Härtegrad muss man gedanklich verringern auf **5**.

Bruch – splitterig, uneben, treppenförmig.

Tenazität – brüchig.

*Dichte – **4,85-4,89**.*

Die Dichte muss man gedanklich verringern auf **2**.

Zusätzlich: wird verwendet für Schwefelsäureerzeugung.

Marrit – 6145912149

Chemische Formel – **AgPbAsS₃**

Man muss sich auf den ersten beiden Symbolen der chemischen Formel konzentrieren, auf «A», «g».

Kristallsystem – monoklin.

Farbe des Minerals –stahlgrau, oft mit schillerndem Farbenspiel.

Strichfarbe – schwarz mit Brauchstich.

Opazität – nicht durchsichtig.

Glanz – metallisch.

Härtegrad – 3.

Bruch – muschelig.

Tenazität – brüchig.

Dichte – ***6,23****.*

Marshit – 4895412197

Chemische Formel – **CuI**

Man muss sich auf der gesamten chemischen Formel konzentrieren.

Kristallsystem – kubisch.

Farbe des Minerals – farblos, übergehend ins blaßgelb, rosarot bis dunkles bräunlich-rot.

Strichfarbe – gelb.

Opazität – durchsichtig.

Glanz – diamanten.

Härtegrad – **2,5**.

Bruch – muschelig.

Tenazität – brüchig.

Dichte – **5,68**.

Die Dichte muss man gedanklich verringern auf **4,8**.

Metavariscit – 5195142198

Morphologie – stäbchenförmige Kristalle, isometrische, langprismatische; Aggregate als Verwachsungen von kleinen Kristallen, lockere körnige Masse.

Klasse – Phosphate.

Chemische Formel – $AlPO_4 * 2H_2O$

Man muss sich auf der gesamten chemischen Formel konzentrieren.

Kristallsystem – monoklin.

Farbe des Minerals – hellgrün.

Strichfarbe – weiß.

Opazität – durchsichtig, halbdurchsichtig.

Glanz – gläsern.

Härtegrad – **3,5**.

*Dichte – **2,54**.*

Metatorbernit – 5897412198
Chemische Formel – $Cu(UO_2)_2(PO_4)_2 * 8H_2O$

Man muss sich auf den ersten beiden Symbolen der chemischen Formel konzentrieren, auf «C», «u».

Kristallsystem – tetragonal.

Farbe des Minerals – blaßgelb, übergehend ins dunkelgrün.

Strichfarbe – blaßgrün.

Opazität – durchsichtig, halbdurchsichtig.

Glanz – ähnlich dem diamantenen, gläsern, perlmuttern.

*Härtegrad – **2,5**.*

Tenazität – brüchig.

*Dichte – **3,52–3,7**.*

*Radioaktivität – **3,867,593.03**.*

Mennige – 1842162189
Morphologie – feste kryptokristallinische Masse.

Klasse – Oxid.

Chemische Formel – $Pb^{2+}_2 Pb^{4+} O_4$

Man muss sich auf der gesamten chemischen Formel konzentrieren.

Kristallsystem – tetragonal.

Farbe des Minerals – rot, bräunlich-rot mit gelber Tönung.

Strichfarbe – orange-gelb.

Opazität – halbdurchsichtig.

Glanz – fettig, glanzlos.

*Härtegrad – **2,5**.*

*Dichte – **8,9 – 9,2**.*

Metazeinerit – 5196412184

Chemische Formel – $Cu(UO_2)_2(PO_4)_2 * 8H_2O$

Man muss sich auf den ersten beiden Symbolen der chemischen Formel konzentrieren, auf «C», «u».

Kristallsystem – tetragonal.

Farbe des Minerals – grasgrün, smaragdgrün.

Strichfarbe – grün-weiß.

Opazität – durchsichtig, halbdurchsichtig.

Glanz – gläsern, perlmuttern.

*Härtegrad – **2–2,5**.*

Bruch – uneben.

Tenazität – brüchig.

*Dichte – **3,64**.*

Die Dichte muss man gedanklich verringern auf **1**.

*Radioaktivität – **3,510,839.18**.*

Die Radioaktivität muss man gedanklich verringern auf 0 durch eine Handlung, bei der man zwei Ebenen der Wahrnehmung in Form von Gedanken und Bewusstsein trennt. D.h. die Information des Gedankens trennen von der Information, die in Ihrer Wahrnehmung das Bewusstsein bedeutet. Dann versuchen, sie sich miteinander berühren zu lassen und in dem Moment der Berührung wird die Radioaktivität gedanklich auf 0 geführt.

Miersit – 6842917849

Morphologie – in Form von dünner Kruste.
Chemische Formel – **(Ag,Cu)I**
Man muss sich auf der gesamten chemischen Formel konzentrieren.
Kristallsystem – kubisch.
Farbe des Minerals – hellgelb, grünlich-gelb, kanariengelb.
Strichfarbe – gelb, grünlich-gelb.
Opazität – durchsichtig.
Glanz – diamanten.
Härtegrad – **2,5–3**.
Bruch – muschelig.
Tenazität – brüchig.
Dichte – **5,64**.
Zusätzlich – ein seltenes Mineral.

Mikroklin - 5482413196

Morphologie - kurzprismatische oder stäbchenförmige Kristalle.

Chemische Formel – $KAlSi_3O_8$

Man muss sich auf der gesamten chemischen Formel konzentrieren.

Kristallsystem – *triklin.*

Farbe des Minerals – *weiß, grau, gräulich-gelb, gelblich, Farben der Sonnenbräune, lachsrosa, hellblau-grün, grün.*

Man muss sich auf der weißen Farbe des Minerals konzentrieren.

Strichfarbe – *weiß.*

Opazität – *durchsichtig, halbdurchsichtig.*

Glanz – *gläsern.*

Härtegrad – **6–6,5.**

Den Härtegrad muss man gedanklich verringern auf **4**.

Bruch – *uneben.*

Tenazität – *brüchig.*

Dichte – **2,54–2,57.**

Die Dichte muss man gedanklich verringern auf **1**.

Radioaktivität – **200.97.**

Die Radioaktivität muss man auf 0 zuführen durch Konzentration auf der Zahlenreihe, die dem Mineral entspricht, und dann werden dieser Zahlenreihe die fünf ersten Zahlen derselben Zahlenreihe hinzugefügt.

Zusätzlich: ein wichtiger Rohstoff für die Keramikindustrie.

Variation des Mikroklins – der Amazonit wird als Dekorations-

stein verwendet.

Mixit– 4986412987

Klasse – Arsenate.

Chemische Formel – $Cu^{2+}_6Bi(AsO_4)_3(OH)_6 \times 3H_2O$

Bei der chemischen Formel muss man sich auf den ersten beiden Symbolen konzentrieren «**C**», «**u**».

Kristallsystem – **hexagonal.**

Farbe des Minerals – blaßgrün, blaugrün, smaragdgrün, weiß.

Strichfarbe – blaß-hellblau-grün.

Opazität – durchsichtig, halbdurchsichtig.

Glanz – gläsern.

Härtegrad – 3–4.

Dichte – 3,79–3,83.

Zusätzlich – ein seltenes Mineral.

Millerit – 5196482187

Morphologie – Kristalle mit nadelförmiger Form; in Form von radial-strahlenförmigen, nadeligen, faserigen Aggregaten.

Klasse – Sulfide.

Chemische Formel – **NiS**

Man muss sich auf der gesamten chemischen Formel konzentrieren.

Kristallsystem – hexagonal.

Farbe des Minerals – blaßes kupfergelb, messinggelb, grünlich-grau; ein schillerndes Farbenspiel ist charakteristisch.

Strichfarbe – grünlich-schwarz.

Opazität – nicht durchsichtig.

Glanz – metallisch.

*Härtegrad – **3–3,5**.*

Den Härtegrad muss man gedanklich verringern auf **2**.

Bruch – uneben.

Tenazität – brüchig.

*Dichte – **5,3–5,5**.*

Die Dichte muss man gedanklich verringern auf **4**.

Zusätzlich – ein Sammelmineral.

Molybdänit – 5896412197

Morphologie – in Form von Aggregaten einer schuppigen oder blättrigen Form, ebenso Verwachsungen.

Klasse – Sulfide.

*Chemische Formel – **MoS2**, Beimischung möglich von **Re, Se**.*

Man kann sich auf der gesamten chemischen Formel konzentrieren.

Kristallsystem – hexagonal.

Farbe des Minerals – bleigrau bis schwarz, oft mit einer charakteristischen hellblauen oder rosa Tönung. Im durchfallenden Licht oft blaßgelb oder rötlich-braun.

Strichfarbe – *bleigrau, silbrig-bleigrau.*

Opazität – *nicht durchsichtig.*

Glanz – *metallisch.*

Härtegrad – **1–1,5**.

Den Härtegrad muss man verringern auf **0,5**.

Bruch – *glimmerartig.*

Tenazität – *die Platten sind flexibel und plastisch, schnittfest.*

Dichte – **4,62–4,73**.

Die Dichte muss man verringern auf **2**.

Zusätzlich – *ein wichtiger Rohstoff für die Molybdänherstellung, aus Molybdänit wird auch Rhenium und Selen extrahiert.*

Monazit – 5896412987

Gruppe verwandter Minerale – *Monazit-(Ce), Monazit-(La), Monazit-(Nd), Monazit-(Sm)*

Morphologie – *plattenartig, kurzprismatische, dicke stäbchenförmige, pyramidale oder isometrische Kristalle.*

Klasse – *Phosphate.*

Chemische Formel – *verallgemeinert* – **(Ce, La, Nd, Sm) [PO4]**.

Man muss sich auf dem Symbol «**C**» der chemischen Formel konzentrieren.

Kristallsystem – *monoklin.*

Farbe des Minerals – *gelb, gelbgrün, braun, rotbraun.*

Strichfarbe – gräulich-weiß.

Opazität – durchsichtig oder scheint durch an den Rändern.

Glanz – von stark gläsern bis fettig.

*Härtegrad – **5–5,5**.*

Den Härtegrad muss man gedanklich verringern auf **4**.

Bruch – muschelig.

*Dichte – **4,9 bis 5,5**.*

Die Dichte muss man gedanklich verringern auf **3,1**.

Radioaktivität – radioaktiv, wenn es Beimischungen enthält von – ThO2, Y2O3, UO2, ZrO2.

Zusätzlich – Rohstoff für die Gewinnung von Zerium und Thorium.

Montgomeryit– 4964812187

Chemische Formel – $Ca_4MgAl_4(PO_4)_6(OH)_4 * 12H_2O$

Man muss sich auf der gesamten chemischen Formel konzentrieren. Dabei muss man sich zuerst so konzentrieren, dass die meiste Wahrnehmung ins rechte Auge geht, und dann so, dass die meiste Wahrnehmung ins linke Auge geht. Gedanklich die Aufgabe stellen, dass es so geschieht, aber trotzdem mit beiden Augen schauen.

Kristallsystem – monoklin.

Farbe des Minerals – dunkelgrün übergehend ins hellgelb, farblos, rot, gelb.

Opazität – durchsichtig, halbdurchsichtig.
Glanz – gläsern.
*Härtegrad – **4**.*
*Dichte – **2,53**.*

Montebrasit – 4964918948

Klasse – Phosphate.
Chemische Formel – $LiAlPO_4(OH)$

Man muss sich auf den ersten beiden Symbolen der chemischen Formel konzentrieren, auf «L», «i».

Kristallsystem – triklin.
Farbe des Minerals – weiß, farblos, grau, bräunlich, rosa, hellgelb, hellgrün-gelb.
Opazität – durchsichtig, halbdurchsichtig.
Glanz – gläsern, fettig, perlmuttern oder perlartig auf den frischen Spaltflächen.
*Härtegrad – **5,5–6**.*
Bruch – uneben, ähnlich dem muscheligen.
Tenazität – sehr fragil und brüchig.
*Dichte – **2,98–3,04**.*

Die Dichte muss man gedanklich verringern auf **1**.

Montomorillonit – 5194912186

Ein Tonmineral.

Morphologie – feste Tonmassen.

Zusammensetzung (Formel) – **(Na,Ca)0.3(Al,Mg)2Si4O10(OH)2•nH2O.**

Bei der chemischen Formel muss man sich auf dem Symbol «**N**» konzentrieren und auf dem folgenden Symbol «**a**».

Kristallsystem – monoklin.

Farbe des Minerals – weiß, weiß mit grauer Tönung, hellblau, blaßrosa, Farben von Büffelleder, rot, gelb, grünlich-gelb, grün, schwarz.

Man muss sich auf der weißen Farbe des Minerals konzentrieren.

Strichfarbe – weiß.

Opazität – durchscheinend, nicht durchsichtig.

Glanz – matt, glanzlos.

Man muss sich auf dem Mattglanz konzentrieren.

Härtegrad – 1–2.

Den Härtegrad muss man verringern auf **0,5**.

Bruch – uneben.

Dichte – 2–3.

Die Dichte muss man verringern auf **1**.

Zusätzlich – vielseitig in der Industrie verwendet: Erdöl-, Textil-, Seife-, Kosmetik-, Papierindustrie, in der Medizin, Land-

wirtschaft, bei Keramikherstellung.

Montroydit – 4965412987

Klasse – Oxide.

Chemische Formel – **HgO**

Man muss sich auf der gesamten chemischen Formel konzentrieren.

Kristallsystem – rautenförmig.

Farbe des Minerals – tiefrot, bräunlich-rot, braun.

Strichfarbe – gelbbraun.

Opazität – durchsichtig, halbdurchsichtig.

Glanz – ähnlich dem diamanten, gläsern.

Härtegrad – **1,5–2**.

Tenazität – schnittfest.

Dichte – **11,23**.

Zusätzlich – ein Sammelmineral.

N

Nadorit – 5196412987

Morphologie – stäbchenförmige und prismatische Kristalle; radial-strahlenförmige und konzentrische Aggregate.

Chemische Formel – **$PbSb^{3+}O_2Cl$**

Man muss sich auf der gesamten chemischen Formel konzen-

trieren.

Kristallsystem – rautenförmig.

Farbe des Minerals – braun, gelb, übergehend ins bräunlichgelb, mit weißen oder gelbweißen Streifen.

Strichfarbe – weiß, gelb, übergehend ins gelbweiß.

Opazität – halbdurchsichtig.

Glanz – stark, fast diamanten, harzig.

*Härtegrad – **3,5–4**.*

*Dichte – **7,02**.*

Zusätzlich – ein Sammelmineral.

Nambulith – 8945916948

Morphologie – prismatische Kristalle, allotrimorphe Körner.

Chemische Formel – **(Li,Na)(Mn,Ca)$_4$Si$_5$O$_{14}$(OH)**

Man muss sich auf der gesamten chemischen Formel konzentrieren.

Kristallsystem – triklin.

Farbe des Minerals – rötlich-braun, orange-rot.

Glanz – gläsern.

*Härtegrad – **6,5**.*

*Dichte – **3,51**.*

Die Dichte muss man gedanklich verringern auf **2,7**.

Zusätzlich – ein seltenes Mineral, große Kristalle – kostbare Edelsteine.

Natrochalcit – 5186412197

Chemische Formel – $NaCu_2(SO_4)_2(OH) * H_2O$

Man muss sich auf den ersten beiden Symbolen der chemischen Formel konzentrieren, auf «N», «a».

Kristallsystem – monoklin.

Farbe des Minerals – grellgrün.

Strichfarbe – grünlich-weiß.

Opazität – durchsichtig.

Glanz – gläsern.

Härtegrad – 4,5.

Dichte – 3,47–3,51.

Zusätzlich – ein Sammelmineral.

Nenadkewitschit – 5196412187

Morphologie – plattenartige und prismatische Kristalle.

Chemische Formel – $Na_8(Nb, Ti)_4(Si_4O_{12})_2(O,OH)_4 * 8H_2O$

Man muss sich auf den ersten beiden Symbolen der chemischen Formel konzentrieren – «N», «a».

Kristallsystem – rautenförmig.

Farbe des Minerals – rosa, intensives hellrosa, hellgelb, braun, dunkelbraun.

Strichfarbe – weiß, hellrosa.

Opazität – durchsichtig, halbdurchsichtig, nicht durchsichtig.

Glanz – gläsern, glanzlos.
*Härtegrad – **5**.*
Bruch – uneben.
Tenazität – brüchig.
*Dichte – **2,78–2,885**.*
*Radioaktivität – **10.80**.*

Nephelin – 5186412197

Morphologie – feste körnige Aggregate, kurzprismatische Kristalle.
Chemische Formel – **$KNa_3(AlSiO_4)_4$**
Man muss sich auf der gesamten chemischen Formel konzentrieren.
Kristallsystem – hexagonal.
Farbe des Minerals – weiß, grau, gelblich-grün.
Man muss sich auf der weißen Farbe des Minerals konzentrieren.
Opazität – halbdurchsichtig, nicht durchsichtig.
Glanz – gläsern, fettig.
Man muss sich auf dem gläsernen Glanz des Minerals konzentrieren.
*Härtegrad – **5,5–6**.*
Den Härtegrad muss man gedanklich verringern auf 5.
Bruch – ähnlich dem muscheligen.

Tenazität – brüchig.

*Dichte – **2,55–2,66**.*

Die Dichte muss man gedanklich verringern auf **2**.

*Radioaktivität – **95,15**.*

Zusätzlich – Aluminiumquelle; wird für Glas- und Keramikherstellung verwendet.

Nealit – 6495412198

Chemische Formel – $Pb_4Fe(AsO_3)_2Cl_4 * 2H_2O$

Man muss sich auf den drei Symbolen konzentrieren, die die chemische Formel beenden – also auf «**H**», Kennzahl «2», «**O**». Danach auf den fünf Symbolen, die die Formel eröffnen, d.h. – «**P**», «**b**», Kennzahl «4», «**F**», «**e**».

Kristallsystem – triklin.

Farbe des Minerals – gelb, braun, übergehend ins orange, braun.

Strichfarbe – blaßgelb, übergehend ins blaßorange.

Opazität – durchsichtig.

Glanz – diamanten, gläsern, ähnlich dem gläsernen.

Spaltbarkeit – keine.

*Härtegrad – **4**.*

Bruch – uneben.

Tenazität – sehr brüchig.

*Dichte – **5,88**.*

Nissonit – 5482916498

Morphologie – längliche stäbchenförmige Kristalle.

Klasse – Phosphate.

Chemische Formel – $Cu_2Mg_2(PO_4)_2(OH)_2 * 5H_2O$

Man muss sich auf den ersten drei Symbolen der chemischen Formel konzentrieren «C», «u», Kennzahl «2».

Kristallsystem – monoklin.

Farbe des Minerals – blaugrün.

Strichfarbe – blaugrün.

*Härtegrad – **2,5**.*

*Dichte –**2,73**.*

Zusätzlich – ein Sammelmineral.

Nosean – 5896412984

Klasse – Silikate.

Chemische Formel – $Na_8(Si_6Al_6)O_{24}(SO_4) * H_2O$

Man muss sich auf der gesamten chemischen Formel konzentrieren.

Kristallsystem – kubisch.

Farbe des Minerals – farblos, weiß, grau, graubraun, blau, schwarz.

Opazität – durchsichtig, halbdurchsichtig.

Glanz – gläsern.

*Härtegrad – **5,5**.*

Bruch – uneben, muschelig.

Tenazität – brüchig.

Dichte – **2,3–2,4**.

Zusätzlich – ein seltenes Sammelmineral.

O

Olivenit – 5142916489

Morphologie – längliche Kristalle, stäbchenförmige, kurzprismatische.

Klasse – Arsenate.

Chemische Formel – $Cu_2AsO_4(OH)$

Man muss sich auf der gesamten chemischen Formel konzentrieren.

Kristallsystem – monoklin.

Farbe des Minerals – olivgrün, übergehend ins gelb oder braun, graugrün, gräulich-weiß.

Strichfarbe – olivgrün, übergehend ins braun.

Opazität – halbdurchsichtig, nicht durchsichtig.

Glanz – diamanten, gläsern, seidig, perlmuttern.

Härtegrad – **3**.

Bruch – uneben, muschelig.

Dichte – **4,46**.

Die Dichte muss man gedanklich verringern auf **3**.

Osarizawait – 5496412198

Klasse – Sulfate

Chemische Formel – $CuPbAl_2(SO_4)_2(OH)_6$

Man muss sich auf den ersten beiden Symbolen der chemischen Formel konzentrieren, auf «**C**», «**u**».

Kristallsystem – trigonal.

Farbe des Minerals – grünlich-gelb.

Härtegrad – 3–4.

Tenazität – brüchig.

Dichte – 3,89 – 4,037.

Die Dichte muss man gedanklich verringern auf **2**.

Osumilith – 5196412198

Morphologie – prismatische Kristalle, stäbchenförmige.

Chemische Formel – $(K,Na)(Fe^{2+},Mg)_2(Al,Fe^{3+})_3(Si,Al)_{12}O_{30}$

Man muss sich auf dem ersten Symbol der chemischen Formel konzentrieren «**K**».

Kristallsystem – hexagonal.

Farbe des Minerals – blau.

Opazität – durchsichtig, halbdurchsichtig.

Glanz – gläsern.

Härtegrad – 5–6.

Dichte – 2,64.

Zusätzlich – ein seltenes Sammelmineral.

Owyheeit– 5986412987

Morphologie – nadelige Kristalle, körnige Aggregate, faserige.

Klasse – Sulfide.

Chemische Formel – $Ag_3Pb_{10}Sb_{11}S_{28}$

Man muss sich auf der gesamten chemischen Formel konzentrieren.

Kristallsystem – monoklin.

Farbe des Minerals – helles stahlgrau, übergehend ins silberweiß, gelb an der Oberfläche.

Strichfarbe – rötlich-braun.

Pulverfarbe – grau.

Opazität – nicht durchsichtig.

Glanz – metallisch.

*Härtegrad – **2,5**.*

Tenazität – brüchig.

*Dichte – **6,03**.*

Zusätzlich – ein seltenes Sammelmineral.

P

Paravauxit – 5186412197

Morphologie – kurzprismatische Kristalle, dicke stäbchenförmige; radial-strahlenförmige Aggregate.

Klasse – Phosphate.

Chemische Formel – $Fe^{2+}Al_2(PO_4)_2(OH)_2 * 8H_2O$

Man muss sich auf der gesamten chemischen Formel konzentrieren.

Kristallsystem – triklin.

Farbe des Minerals – blaßgrün, weiß, übergehend ins farblose.

Strichfarbe – weiß.

Opazität – durchsichtig, halbdurchsichtig.

Glanz – gläsern, am Rand perlmuttern.

Härtegrad – 3.

Bruch – muschelig.

Tenazität – brüchig.

Dichte – 2,36.

Die Dichte muss man gedanklich verringern auf **1**.

Paradamit – 5496412198

Klasse – Arsenate.

Chemische Formel – $Zn_2AsO_4(OH)$

Man muss sich auf der gesamten chemischen Formel konzentrieren.

Kristallsystem – triklin.

Farbe des Minerals – blaßgelb.

Strichfarbe – weiß.

Opazität – durchsichtig, halbdurchsichtig.

Glanz – *gläsern, ähnlich dem gläsernen, harzig.*
Härtegrad – **3,5**.
Tenazität – *brüchig.*
Dichte – **4,55**.

Painit – 5813496497

Klasse – *Borate*
Chemische Formel – $CaZrAl_9O_{15}(BO_3)$
Man muss sich auf den ersten beiden Symbolen der chemischen Formel konzentrieren – «**C**», «**a**».
Kristallsystem – *hexagonal*
Farbe des Minerals – *rot, bräunlich, braun-orange, orangerot*
Opazität – *durchsichtig bis halbdurchsichtig.*
Glanz – *gläsern.*
Härtegrad – **8**.
Dichte – **4–4,03**.
Die Dichte muss man gedanklich verringern auf **3**.
Zusätzlich – *ein seltener kostbarer Edelstein..*

Pektolith – 8496412987

Chemische Formel – $NaCa_2Si_3O_8(OH)$
Man muss sich auf den ersten beiden Symbolen der chemischen Formel konzentrieren – «**N**», «**a**».
Kristallsystem – *triklin.*

Farbe des Minerals – *farblos, weiß, blaßrosa, grünlich, blaßblau.*

Strichfarbe – *weiß.*

Opazität – *durchsichtig, halbdurchsichtig.*

Glanz – *ähnlich dem gläsernen, seidig.*

Härtegrad – **4,5–5**.

Bruch – *uneben.*

Tenazität – *brüchig.*

Dichte – **2,84 – 2,9**.

Die Dichte muss man gedanklich verringern auf **1,8**.

Zusätzlich – *halbedle Variante des Pektoliths* – *Larimar.*

Pentlandit – 5186412197

Morphologie – *in Form von dünnkristallischen Aggregaten.*

Klasse – *Sulfide.*

Chemische Formel – $(Fe,Ni)_9S_8$

Man muss sich auf der gesamten chemischen Formel konzentrieren.

Kristallsystem – *kubisch.*

Farbe des Minerals – *bronzefarben oder braun.*

Strichfarbe – *hellbronze-braun.*

Opazität – *nicht durchsichtig.*

Glanz – *metallisch.*

Härtegrad – **3,5–4**.

Den Härtegrad muss man gedanklich verringern auf **2**.

Bruch – muschelig.

Tenazität – brüchig.

*Dichte – **4,6–5**.*

Die Dichte muss man gedanklich verringern auf **2,2**.

Zusätzlich – Nickelquelle.

Periklas – 5186412198

Morphologie – oktaedrische Kristalle, kubische; unregelmäßige, abgerundete Körner.

Klasse – Oxide.

Chemische Formel – **MgO**

Man muss sich auf der gesamten chemischen Formel konzentrieren.

Kristallsystem – kubisch.

Farbe des Minerals – farblos, gräulich-weiß, gelb, bräunlich-gelb, grün, schwarz.

Strichfarbe – weiß.

Opazität – durchsichtig, halbdurchsichtig.

Glanz – gläsern.

*Härtegrad – **5,5**.*

*Dichte – **3,55–3,57**.*

Die Dichte muss man gedanklich verringern auf **2,8**.

Petalit – 5648917986

Morphologie – prismatische Kristalle, stäbchenförmige, nadelige; feste körnige Masse.

Chemische Formel – $LiAlSi_4O_{10}$

Man muss sich auf den ersten beiden Symbolen der chemischen Formel konzentrieren – «L», «i».

Kristallsystem – monoklin.

Farbe des Minerals – farblos, weiß, grau, rosa, rötlich, grünlich.

Man muss sich auf der weißen Farbe des Minerals konzentrieren.

Strichfarbe – weiß.

Opazität – durchsichtig, halbdurchsichtig.

Glanz – gläsern, perlmuttern.

Man muss sich auf dem Perlmutterglanz des Minerals konzentrieren.

Härtegrad – **6,5**.

Den Härtegrad muss man gedanklich vergrößern auf **8**.

Bruch – muschelig.

Tenazität – brüchig.

Dichte – **2,412 – 2,422**.

Die Dichte muss man gedanklich erhöhen auf **3**.

Zusätzlich – Lithiumquelle.

Phosgenit – 5186412197

Morphologie – kurzprismatische Kristalle, prismatische, dick stäbchenförmige; feste Aggregate, körnige.

Klasse – Karbonate.

Chemische Formel – $Pb_2CO_3Cl_2$

Man muss sich auf der gesamten chemischen Formel konzentrieren.

Kristallsystem – tetragonal.

Farbe des Minerals – farblos, weiß, gelb, gelblich-braun, grünlich oder rosa.

Strichfarbe – weiß.

Opazität – durchsichtig, halbdurchsichtig bis durchscheinend.

Glanz – diamanten.

*Härtegrad – **2–3**.*

Bruch – muschelig.

Tenazität – lässt sich mit einem Messer schneiden.

*Dichte – **6,12–6,15**.*

Phönikochroit – 8945916947

Morphologie – stäbchenförmige Kristalle; Aggregate – massive, Krusten, siebartig.

Klasse – Chromate.

Chemische Formel – $Pb_2O(CrO_4)$

Man muss sich auf der gesamten chemischen Formel konzen-

trieren.

Kristallsystem – monoklin.

Farbe des Minerals – dunkelrot, knallrot.

Strichfarbe – ziegelsteinrot.

Opazität – halbdurchsichtig.

Glanz – diamanten, harzig.

*Härtegrad – **2,5**.*

*Dichte – **5,75**.*

Phosphosiderit– 5196412197

Klasse – Phosphate.

Chemische Formel – $Fe^{3+}PO_4 * 2H_2O$

Man muss sich auf der gesamten chemischen Formel konzentrieren.

Kristallsystem – monoklin.

Farbe des Minerals – purpur übergehend ins rötlich-lila, rosarot, pfirsichrosa, bräunlich-gelb, sumpfgrün, farblos.

Opazität – durchsichtig, halbdurchsichtig.

Glanz – gläsern, harzig.

*Härtegrad – **3,5–4**.*

Bruch – uneben.

*Dichte – **2,74–2,76**.*

Phosphoferrit– 8514916498

Morphologie – prismatische Kristalle, dick stäbchenförmige, kristallische Verwachsungen; einzelne Körner.

Klasse – Phosphate.

Chemische Formel – $(Fe^{2+}, Mn)_3(PO_4)_2 * 3H_2O$

Man muss sich auf den ersten drei Symbolen der chemischen Formel konzentrieren – «F», «e», Potenz «2».

Kristallsystem – rautenförmig.

Farbe des Minerals – farblos,, blaßgrün, rötlich-braun.

Opazität – durchsichtig, halbdurchsichtig.

Glanz – gläsern, harzig.

Härtegrad – 3–3,5.

Bruch – uneben.

Tenazität – brüchig.

Dichte – 3–3,2.

Phosphophyllit – 5196412198

Morphologie – dick stäbchenförmige Kristalle, prismatische; einzelne Körner.

Klasse – Phosphate.

Chemische Formel – $Zn_2Fe^{2+}(PO_4)_2 * 4H_2O$

Man muss sich auf der gesamten chemischen Formel konzentrieren.

Kristallsystem – monoklin.

Farbe des Minerals – grelles blaugrün übergehend ins farblos.

Opazität – durchsichtig.

Glanz – gläsern.

*Härtegrad – **3–3,5**.*

Tenazität – brüchig.

*Dichte – **3,08–3,13**.*

Die Dichte muss man gedanklich verringern auf **1,9**.

Piemontit – 5496412987

Klasse – Silikate.

Chemische Formel – $Ca_2Mn^{3+}Al_2(Si_2O_7)(SiO_4)O(OH)$

Man muss sich auf den ersten zwei Symbolen der chemischen Formel konzentrieren, also auf «**C**», «**a**».

Kristallsystem – monoklin.

Farbe des Minerals – rot, lilarot, rotbraun, übergehend ins rötlich-schwarz.

Strichfarbe – rötlich.

Opazität – halbdurchsichtig, nicht durchsichtig.

Glanz – gläsern.

*Härtegrad – **6–6,5**.*

Bruch – uneben.

Tenazität – brüchig.

*Dichte – **3,46–3,54**.*

Zusätzlich – Piemontit – eine Variation des Epidots, die Man-

gan (Mn) enthält. Juwelen-Halbedelstein.

Plancheit – 8497412987

Klasse – Silikate.

Chemische Formel – $Cu_8(Si_4O_{11})_2(OH)_4 * H_2O$

Man muss sich auf der gesamten chemischen Formel konzentrieren.

Kristallsystem – rautenförmig.

Farbe des Minerals – blau, grünlich-blau.

Opazität – halbdurchsichtig.

Glanz – seidig.

Härtegrad – 6.

Dichte – 3,65 – 3,8.

Plattnerit – 5986412894

Morphologie – prismatische Kristalle, faserig-nadelige; Aggregate in Form von Ansammlungen von faserigen Kristallen.

Klasse – Oxide.

Chemische Formel – PbO_2

Man muss sich auf der gesamten chemischen Formel konzentrieren.

Kristallsystem – tetragonal.

Farbe des Minerals – harzig-schwarz; eisenschwarz, bräunlich-schwarz.

Strichfarbe – dunkelbraun.

Opazität – nicht durchsichtig, scheint rubinrot durch in den dünnen Splittern.

Glanz – diamanten, metallisch, glanzlos.

Spaltbarkeit – keine.

*Härtegrad – **5,5**.*

Bruch – ähnlich dem muscheligen, splitterig.

Tenazität – brüchig.

*Dichte – **9,4–9,44**.*

Plumbogummit – 5164918974

Klasse – Phosphate.

Chemische Formel – $PbAl_3(PO_4)(PO_3OH)(OH)_6$

Man muss sich auf der gesamten chemischen Formel konzentrieren.

Kristallsystem – trigonal.

Farbe des Minerals – hellblau, gräulich-weiß, gelbgrau, gelb, gelblich-braun, rotbraun, grünlich, hellblau, dunkelblau-grau.

Strichfarbe – farblos übergehend ins weiß.

Opazität – halbdurchsichtig.

Glanz – harzig, glanzlos.

*Härtegrad – **4–5**.*

Bruch – uneben, ähnlich dem muscheligen.

Tenazität – brüchig.

Dichte – **4,014**.

Plumbojarosit – 8947912186

Klasse – Sulfat

Chemische Formel – $PbFe_6^{3+}(SO_4)_4(OH)_{12}$

Man muss sich auf dem Symbol «H» der chemischen Formel konzentrieren.

Kristallsystem – trigonal.

Farbe des Minerals – *goldbraun, übergehend ins dunkelbraun.*

Strichfarbe – blaßgelb.

Opazität – halbdurchsichtig, nicht durchsichtig.

Glanz – seidig, glanzlos.

Härtegrad – **1,5–2**.

Bruch – glimmerartig.

Tenazität – fragil.

Dichte – **3,665**.

Posnjakit – 5486412198

Morphologie – abgeflacht prismatische und stäbchenförmige Kristalle.

Klasse - Sulfate

Chemische Formel – $Cu_4(SO_4)(OH)_6 \times H_2O$

Man muss sich auf den ersten beiden Symbolen der chemischen Formel konzentrieren, auf «C», «u».

Kristallsystem – monoklin.

Farbe des Minerals – himmelblau übergehend ins dunkelblau, kann grünlich-blau sein.

Strichfarbe – blaßblau.

Glanz – gläsern.

*Härtegrad – **2–3**.*

*Dichte – **3,4**.*

Polybasit – 5196412187

Morphologie – stäbchenförmige Kristalle; kleinkörnige Aggregate.

Klasse – Spießglanze.

Chemische Formel – $Cu(Ag,Cu)_6Ag_9Sb_2S_{11}$

Man muss sich auf der gesamten chemischen Formel konzentrieren.

Kristallsystem – monoklin.

Farbe des Minerals - eisenschwarz.

Strichfarbe – schwarz.

Opazität – nicht durchsichtig.

Glanz – metallisch.

*Härtegrad – **2,5–3**.*

Bruch – muschelig.

Tenazität – sehr brüchig.

*Dichte – **6,1**.*

Zusätzlich – ein seltenes Mineral.

Polluzit – 8974916948

Morphologie – kubische, dodekaedrische, trapezoedrische Kristalle; körnige, massive Aggregate.

Chemische Formel – $Cs(Si_2Al)O_6 \cdot nH_2O$

Bei der chemischen Formel muss man sich auf den ersten beiden Symbolen konzentrieren – «C», «s».

Kristallsystem – kubisch.

Farbe des Minerals – farblos, weiß, grau, rosa, blau, lila.

Man muss sich auf der weißen Farbe des Minerals konzentrieren.

Strichfarbe – weiß.

Opazität – durchsichtig, halbdurchsichtig.

Glanz – gläsern, glanzlos.

Man muss sich auf dem gläsernen Glanz des Minerals konzentrieren.

Härtegrad – **6,5**.

Man muss den Härtegrad gedanklich verringern auf **6,3**.

Bruch – uneben, muschelig.

Tenazität – brüchig.

Dichte – **2,9**.

Die Dichte muss man gedanklich verringern auf **2,7**.

Radioaktivität – **484,85**.

Die Radioaktivität muss man gedanklich Richtung 0 führen durch ununterbrochenes Aussprechen der gedanklichen Zahlenreihe, die dem Mineral entspricht zwei Mal hintereinander. Nach dem ersten Aussprechen der Zahlenreihe macht man keine Pause vor dem zweiten Aussprechen.

Zusätzlich – Zäsiumquelle.

Proustit – 4986412987

Morphologie – prismatische Kristalle, skalenoendrische; feste Kompaktmasse.

Chemische Formel – Ag_3AsS_3

Man muss sich auf den ersten beiden Symbolen der chemischen Formel konzentrieren – «**A**», «**g**».

Kristallsystem – trigonal.

Farbe des Minerals – scharlachrot, zinnobergrün, rötlich-grau.

Strichfarbe – zinnobergrün-rot.

Glanz – diamanten.

Härtegrad – 2–2,5.

Bruch – uneben, muschelig.

Tenazität – brüchig.

Dichte – 5,57.

Pseudoboleit – 5896412987

Morphologie – pseudokubische Kristalle.

Chemische Formel – $Pb_{31}Cu_{24}Cl_{62}(OH)_{48}$

Man muss sich auf der gesamten chemischen Formel konzentrieren.

Kristallsystem – tetragonal.

Farbe des Minerals – indigoblau.

Strichfarbe – hellgrün.

Opazität – halbdurchsichtig.

Glanz – gläsern, perlmuttern.

*Härtegrad – **2,5**.*

*Dichte – **4,85**.*

Die Dichte muss man gedanklich verringern auf **3**.

Zusätzlich – ein seltenes Mineral.

Pseudobrookit – 6897412984

Morphologie – plattenförmige Kristalle, prismatische.

Klasse – Oxide.

Chemische Formel – $(Fe^{3+},Fe^{2+})_2(Fe^{2+},Ti)O_5$

Man muss sich auf der gesamten chemischen Formel konzentrieren.

Kristallsystem – rautenförmig.

Farbe des Minerals – bräunlich-schwarz, rötlich-braun, schwarz.

Strichfarbe – braun.

Glanz – diamanten, fettig, metallisch.

Härtegrad – 6.

Bruch – uneben, ähnlich dem muscheligen.

Dichte – 4,33–4,39.

Die Dichte muss man gedanklich verringern auf 3,8.

Pudrettit – 5186412987

Morphologie – hexagonale Kristalle.

Klasse – Silikate.

Chemische Formel – $KNa_2(B_3Si_{12})O_{30}$.

Man muss sich auf dem ersten Symbol konzentrieren «**K**».

Kristallsystem – hexagonal.

Farbe des Minerals – farblos, sehr blaßes rosa, blaßlila.

Opazität – durchsichtig.

Glanz – gläsern.

Härtegrad – 5.

Dichte – 2,51.

Radioaktivität – 61,48.

Zusätzlich – ein seltener kostbarer Edelstein.

Pucherit – 8945916947

Morphologie – stäbchenförmige Kristalle, nadelige; massive Aggregate, dünne Krusten.

Klasse – Vanadate.

Chemische Formel – $BiVO_4$

Man muss sich auf der gesamten chemischen Formel konzentrieren.

Kristallsystem – rautenförmig

Farbe des Minerals – rötlich-braun, dunkelrot-braun, grünlich-braun, orange, gelblich-braun.

Strichfarbe – gelb

Opazität – durchsichtig, halbdurchsichtig, nicht durchsichtig

Glanz – diamanten, gläsern

*Härtegrad – **4**.*

Bruch – ähnlich dem muscheligen

Tenazität – brüchig

*Dichte – **6,25**.*

Die Dichte muss man gedanklich verringern auf **5**.

Pyrophanit – 5843916489

Morphologie – Kristalle in Form dünner Platten.

Klasse – Oxide.

Chemische Formel – $Mn^{2+}TiO_3$

Man muss sich auf der gesamten chemischen Formel konzentrieren.

Kristallsystem – trigonal.

Farbe des Minerals – blutrot, grünlich-gelb.

Strichfarbe – ockergelb mit grünlicher Tönung.

Opazität – nicht durchsichtig.

Glanz – metallisch, halbmetallisch.

Härtegrad – **5–6**.

Bruch – muschelig, ähnlich dem muscheligen.

Dichte – **4,537**.

Die Dichte muss man gedanklich verringern auf **3**.

Pyrochlor – 5896412989

Morphologie – oktaedrische Kristalle.

Klasse – Oxide

Chemische Formel – $Ca_2Nb_2O_7$

Man muss sich auf der gesamten chemischen Formel konzentrieren.

Kristallsystem – kubisch.

Farbe des Minerals – braun, gelbbraun, grünlich-braun, rötlich-braun, orange, grünlich-schwarz.

Strichfarbe – hellbraun, gelbbraun.

Opazität – durchsichtig, halbdurchsichtig.

Glanz – gläsern, harzig.

Härtegrad – **5–5,5**.

Bruch – uneben, eben, ähnlich dem muscheligen.

Tenazität – brüchig.

Dichte – **4,45–4,9**.

Die Dichte muss man gedanklich verringern auf **3**.

Q

Quenselit – 5142164987

Chemische Formel – $PbMn^{3+}O_2(OH)$

Bei der chemischen Formel muss man sich auf den letzten beiden Symbolen der chemischen Formel konzentrieren. – «**O**», «**H**».

Kristallsystem – monoklin.

Farbe des Minerals – schwarz.

Strichfarbe – dunkelbraun-grau.

Opazität – halbdurchsichtig, nicht durchsichtig.

Glanz – diamanten, metallisch.

Härtegrad – **2,5**.

Tenazität – biegbar.

Dichte – **6,84**.

R

Rabbittit – 5196412197

Klasse – Karbonate.

Chemische Formel – $Ca_3Mg_3(UO_2)_2(CO_3)_6(OH)_4 \times 18H_2O$

Man muss sich auf dem Symbol konzentrieren, das die chemische Formel beendet, also auf «O».

Kristallsystem – monoklin.

Farbe des Minerals – blaßgrün, hellgrün-gelb.

Glanz – seidig.

*Härtegrad – **2,5**.*

*Dichte – **2,57–2,6**, Mittelwert – **2,58**.*

*Radioaktivität – **2,603,598.06**.*

Ralstonit – 5196142197

Morphologie – oktaedrische Kristalle, kubische, kubooktaedrische; Aggregate kleine Drusen, Pseudostalaktiten.

Chemische Formel – $Na_{0.5}(Al,Mg)_2(F,OH)_6 * H_2O$

Bei der chemischen Formel muss man sich auf den ersten beiden Symbolen konzentrieren, auf «N», «a».

Kristallsystem – kubisch.

Farbe des Minerals – farblos, weiß.

Strichfarbe – weiß.

Opazität – durchsichtig, halbdurchsichtig.

Glanz – gläsern.

*Härtegrad – **4,5**.*

Bruch – uneben.

Tenazität – brüchig.

*Dichte – **2,56–2,62**.*

Die Dichte muss man gedanklich verringern auf **1**.

Ramsbeckit – 5486412198

Klasse – Sulfate.

Chemische Formel – $Cu_{15}(SO_4)_4(OH)_{22}*6H_2O$

Man muss sich auf den ersten beiden Symbolen der chemischen Formel konzentrieren, auf «C», «u».

Kristallsystem – monoklin.

Farbe des Minerals – grün.

Glanz – gläsern.

Härtegrad – 3,5.

Dichte – 3,39.

Ramsdellit – 5186412197

Morphologie – dünn-säulenförmige, feste strahlenförmige Aggregate; kleine Kristalle mit einer groben Schraffierung am Rand.

Klasse – Oxide.

Chemische Formel – $Mn^{4+}O_2$

Man muss sich auf der gesamten chemischen Formel konzentrieren.

Kristallsystem – rautenförmig.

Farbe des Minerals – schwarz, stahlgrau.

Strichfarbe – bräunlich-schwarz, schwarz.

Opazität – nicht durchsichtig.

Glanz – halbmetallisch.

Härtegrad – 3.

Die Dichte muss man gedanklich verringern auf **3,1**.

Dichte – 4,37.

Raspit – 5484915496

Morphologie – kleine stäbchenförmige Kristalle.

Chemische Formel – **PbWO4**

Man muss sich auf der gesamten chemischen Formel konzentrieren.

Kristallsystem – monoklin.

Farbe des Minerals – blaßgelb, gelblich-braun, grau, farblos.

Glanz – diamanten.

Härtegrad – 2,5–3.

Dichte – 8,46.

Zusätzlich – ein seltenes Mineral.

Rathit – 8916412197

Morphologie – prismatische Kristalle, kurzprismatische, flachprismatische.

Chemische Formel – $Ag_2Pb_{12-x}Tl_{x/2}As_{18+x/2}S_{40}$

Man muss sich auf der gesamten chemischen Formel konzentrieren.

Kristallsystem – monoklin.

Farbe des Minerals – silbrig, übergehend ins bleigrau, auf der

Oberfläche regenbogenfarbiges Farbspiel.

Strichfarbe – schokoladenbraun.

Opazität – nicht durchsichtig.

Glanz – metallisch.

Härtegrad – 3.

Bruch – muschelig.

Dichte – 5,33–5,41.

Die Dichte muss man gedanklich verringern auf **4**.

Reddingit – 5186412197

Morphologie – oktaedrische Kristalle, stäbchenförmige; massive Aggregate, körnige, grob-faserige.

Klasse – Phosphat.

Chemische Formel – $Mn_3^{2+}(PO_4)_2 \cdot 3H_2O$

Man muss sich auf den ersten beiden Symbolen der chemischen Formel konzentrieren «**M**», «**n**».

Kristallsystem – rautenförmig.

Farbe des Minerals – farblos, blaßrosa, gelb, rötlich-braun, übergehend ins dunkelbraun.

Opazität – durchsichtig, halbdurchsichtig.

Glanz – gläsern, harzig.

Härtegrad – 3,5.

Bruch – uneben.

Tenazität – brüchig.

Dichte – 3–3,2.

Die Dichte muss man gedanklich verringern auf **2,8**.

Zusätzlich – ein seltenes Mineral.

Realgar - 5482913784

Morphologie – erdige, pulverige Masse, Kruste, Belag, körnige Aggregate, seltener in Form von prismatischen Kristallen.

*Chemische Formel – **AsS**.*

Man muss sich auf der gesamten chemischen Formel konzentrieren.

Kristallsystem – monoklin.

Farbe des Minerals – dunkelrot übergehend ins orangerot.

Strichfarbe – orangerot übergehend ins rot.

Opazität – durchsichtig.

Glanz – harzig, fettig.

Härtegrad – 1,5–2.

Den Härtegrad muss man gedanklich verringern auf **1**.

Tenazität – schnittfest.

Dichte – 3,56.

Die Dichte muss man gedanklich verringern auf **2**.

Zusätzlich: gehört zu den wenig verbreiteten Mineralen, ein Sammelmineral. Erz zur Gewinnung von Arsen. In der Tafelmalerei als leuchtend oranges Mineralpigment.

Renierit – 8942916497

Morphologie – kleine pseudokubische Kristalle, tetraedrische, rhombododekaedrische.

Chemische Formel – $(Cu^{1+},Zn)_{11}Fe_4(Ge^{4+},As^{5+})_2S_{16}$

Man muss sich auf den ersten zwei Symbolen der chemischen Formel konzentrieren, auf «**C**», «**u**».

Kristallsystem – tetragonal.

Farbe des Minerals – orange-bronze, bronzegelb, rosabraun, rötlich an der Oberfläche.

Opazität – nicht durchsichtig.

Glanz – metallisch

*Härtegrad – **4–5**.*

Tenazität – brüchig.

*Dichte – **4,38**.*

Die Dichte muss man gedanklich verringern auf **2,5**.

Rheniit – 5896412987

Morphologie – dünnplastische, keilförmige, metallartige Kristalle.

Klasse – Sulfide.

Chemische Formel – ReS_2

Man muss sich auf der gesamten chemischen Formel konzentrieren.

Kristallsystem – triklin.

Farbe des Minerals – silbergrau bis schwarz, rot in der Durchsicht.

Strichfarbe – schwarz.

Opazität – durchsichtig, nicht durchsichtig, scheint dunkelrot durch.

Glanz – metallisch.

Tenazität – brüchig.

*Dichte – **7,58**.*

*Radioaktivität – **30,884.02**.*

Rhodizit – 8945916947

Morphologie – Kristalle – Dodekaeder, Tetraeder.

Chemische Formel – $KAl_4Be_5B_{11}O_{28}$

Man muss sich auf den ersten drei Symbolen der chemischen Formel konzentrieren – «K», «A», «l», und dann auf den ersten beiden der chemischen Formel, auf «K», «A».

Kristallsystem – kubisch.

Farbe des Minerals – farblos, weiß, graugelb.

Opazität – durchsichtig, halbdurchsichtig.

Glanz – diamanten, gläsern.

*Härtegrad – **8**.*

Bruch – muschelig.

*Dichte – **3,305–3,38**.*

*Radioaktivität – **52,60**.*

Die Radioaktivität muss man gedanklich verringern auf **0**.
Zusätzlich – Piezoelektrikum, Pyroelektrikum.

Richterit – 8945412948

Morphologie – lang- und kurzprismatische Kristalle, nadelige, faserige; parallel faserige, Asbestaggregate, wirrfaserige Masse.

Klasse – Silikate.

Chemische Formel – $Na(CaNa)Mg_5Si_8O_{22}(OH)_2$

Man muss sich auf der gesamten chemischen Formel konzentrieren.

Kristallsystem – monoklin.

Farbe des Minerals – braun, übergehend ins bräunlich-rot, rosarot, rosagelb, graubraun, blaßgrün, übergehend ins dunkelgrün.

Strichfarbe – weiß.

Opazität – halbdurchsichtig.

Glanz – gläsern.

*Härtegrad – **5–6**.*

*Dichte – **3,09**.*

Römerit – 5896412987

Morphologie – würfelförmige Kristalle, dick-stäbchenförmige.

Klasse – Sulfate.

Chemische Formel – $Fe^{2+}Fe^{3+}_2(SO_4)_4*14H_2O$

Man muss sich auf den ersten beiden Symbolen der chemischen Formel konzentrieren, auf «F», «e».

Kristallsystem – triklin.

Farbe des Minerals – braun, gelb, lila-braun;

Opazität – halbdurchsichtig.

Glanz – gläsern, fettig.

Härtegrad – 3–3,5.

Bruch – uneben.

Dichte – 2,174.

Rönit – 5196412187

Klasse – Silikate

Chemische Formel – $Ca_2(Mg,Fe^{2+})_4Fe^{3+}Ti^{4+}Si_3Al_3O_{20}$

Man muss sich auf den ersten beiden Symbolen der chemischen Formel konzentrieren, auf «C», «a».

Kristallsystem – triklin.

Farbe des Minerals – braunrot, schwarz, übergehend ins rötlich-schwarz.

Strichfarbe – rötlich-braun.

Opazität – halbdurchsichtig, nicht durchsichtig.

Glanz – gläsern, halbmetallisch.

Härtegrad – 5–6.

Dichte – *3,4–3,76*.

Die Dichte muss man gedanklich verringern auf **2**.

Radioaktivität – ***6,76***.

Rodalquilarit – 5186412197

Morphologie – kurzprismatische Kristalle von mikroskopischer Größe, kristallische Kruste.

Chemische Formel – $H_3Fe_2^{3+}(Te^{4+}O_3)_4Cl$

Man muss sich auf der gesamten chemischen Formel konzentrieren.

Kristallsystem – triklin.

Farbe des Minerals – smaragdgrün, übergehend ins grasgrün.

Strichfarbe – grünlich-gelb.

Opazität – halbdurchsichtig.

Glanz – fettig.

Härtegrad – ***2–3***.

Den Härtegrad muss man gedanklich verringern auf **1**.

Dichte – ***4,97–5,15***.

Roselith – 5496412987

Morphologie – kurzprismatische Kristalle, dick stäbchenförmige; in Form von kleinen Drusen, Krusten, Sphärolithen.

Klasse – Arsenate.

Chemische Formel – $Ca_2Co(AsO_4)_2 * 2H_2O$

© Г. П. Грабовой, 2000

Man muss sich auf den ersten beiden Symbolen der chemischen Formel konzentrieren, auf «C», «a».

Kristallsystem – monoklin.

Farbe des Minerals – rosarot, rosa.

Opazität – durchsichtig, halbdurchsichtig.

Glanz – gläsern.

*Härtegrad – **3,5**.*

*Dichte – **3,46–3,74**.*

Rosenbergit – 8945916948

Morphologie – tetragonal-prismatische Kristalle; radiale Bündel dünner tetragonal-nadeliger Kristalle.

Klasse – Halagenden.

Chemische Formel – $AlF[F_{0.5}(H_2O)_{0.5}]_4 \times H_2O$

Man muss sich auf der gesamten chemischen Formel konzentrieren.

Kristallsystem – tetragonal.

Farbe des Minerals – farblos.

Strichfarbe – farblos.

Opazität – durchsichtig.

Glanz – gläsern.

*Härtegrad – **3–3,5**.*

Bruch – uneben.

Tenazität – brüchig.

*Dichte – **2,1**.*

Die Dichte muss man gedanklich verringern auf **1**.

Zusätzlich – ein seltenes Mineral.

Rosiait – 8496412987

Klasse – Oxide.

Chemische Formel – $PbSb_2O_6$

Man muss sich auf der gesamten chemischen Formel konzentrieren.

Kristallsystem – trigonal.

Farbe des Minerals – farblos, blaßgelb.

Strichfarbe – weiß.

Opazität – durchsichtig.

Glanz – harzig.

*Härtegrad – **5,5**.*

Den Härtegrad muss man gedanklich verringern auf **1**.

Bruch – muschelig.

Tenazität – brüchig.

*Dichte – **6,96**.*

Roscherit – 5496412987

Morphologie – plattenförmige, prismatische, wurmähnliche längliche Kristalle; radial-strahlenförmige rundliche Aggregate, kleine Sphärolithe.

Klasse – Phosphate.

Chemische Formel – $Ca_2Mn^{2+}{}_5Be_4(PO_4)_6(OH)_4 \cdot 6H_2O$

Man muss sich auf den ersten beiden Symbolen der chemischen Formel konzentrieren «C», «a».

Kristallsystem – monoklin.

Farbe des Minerals – dunkelgrün, olivgrün, dunkelbraun, rot, orange, grünlich-grau.

Opazität – halbdurchsichtig.

*Härtegrad – **4,5**.*

*Dichte – **2,9–2,97**.*

Die Dichte muss man gedanklich verringern auf **1**.

Ruizit – 5648912987

Klasse – Silikate.

Chemische Formel – $Ca_2Mn^{3+}{}_2Si_4O_{11}(OH)_4 * 2H_2O$

Man muss sich gedanklich auf den ersten beiden Symbolen der chemischen Formel konzentrieren – «C», «a», und mit der geistigen Handlung muss man sich auf den drei Symbolen konzentrieren, die die Formel beenden, – «H», Kennzahl «2», «O».

Kristallsystem – monoklin.

Farbe des Minerals – orange, rotbraun.

Strichfarbe – Aprikose, gelb.

Opazität – halbdurchsichtig.

*Härtegrad – **5**.*

© Г. П. Грабовой, 2000

Dichte – *2,9*.

S

Sabugalit – 4986412987

Klasse – Phosphate.

Chemische Formel – $HAl(UO_2)_4(PO_4)_4 \times 16H_2O$

Man muss sich auf den ersten drei Symbolen der chemischen Formel konzentrieren – «**H**», «**A**», «**l**».

Kristallsystem – monoklin.

Farbe des Minerals – hellgelb, zitronengelb, gelb.

Opazität – durchsichtig, halbdurchsichtig.

Glanz – gläsern.

Härtegrad – 2,5.

Den Härtegrad muss man gedanklich verringern auf **1**.

Dichte – *3,2*.

Radioaktivität – *4,084,843.40*.

Die Radioaktivität muss man Richtung 0 führen durch Konzentration auf den Bereich, der sich vor den Zahlen befindet, die der Radioaktivität entsprechen, d.h. Zahlen etwas weiter links von der **4**, irgendwo da, wo vor der Zahl **4** eine Zahl sein könnte, und in diesen Bereich eine Norm einführen, d.h. die Abwesenheit von Radioaktivität aus der Sicht der Norm als das Fehlen der Radioaktivität.

Zusätzlich – Uranglimmergruppe.

Salesit – 5196485496

Morphologie – kurzprismatische Kristalle.

Klasse – Oxide.

Chemische Formel – $Cu(IO_3)(OH)$

Man muss sich auf der gesamten chemischen Formel konzentrieren.

Kristallsystem – rautenförmig.

Farbe des Minerals – hellblau-grün.

Opazität – durchsichtig.

Glanz – gläsern.

Härtegrad – 3.

*Dichte – **4,72 – 4,82**.*

Saleit – 5897412984

Klasse – Phosphate.

Chemische Formel – $Mg(UO_2)_2(PO_4)_2 * 10H_2O$

Man muss sich auf der gesamten chemischen Formel konzentrieren.

Kristallsystem – monoklin.

Farbe des Minerals – zitronengelb, strohgelb, grünlich-gelb.

Strichfarbe – gelbweiß.

Opazität – durchsichtig, halbdurchsichtig, nicht durchsichtig.

Glanz – diamanten, wächsern.

*Härtegrad – **2–3**.*

*Dichte – **3,27**.*

*Radioaktivität – **3,922,096.05**.*

Die Radioaktivität muss man Richtung 0 führen durch Konzentration auf der Reihe, die dem Saleit entspricht.

Zusätzlich – Uranglimmergruppe.

Salammonit – 5148914987

Morphologie – tetragonal-trioktaedrische Kristalle, rhombododekaedrische, kubische; längliche Skelettkristalle, Dendriten.

Chemische Formel – NH_4Cl

Man muss sich auf der gesamten chemischen Formel konzentrieren.

Kristallsystem – kubisch.

Farbe des Minerals – farblos, weiß, manchmal gelb oder braun.

Opazität – durchsichtig, scheint durch.

Glanz – gläsern bis fettig.

*Härtegrad **1–2**.*

Bruch – muschelig.

Tenazität – schnittfest.

*Dichte – **1,532**.*

Die Dichte muss man gedanklich verringern auf **0,8**.

Sartorit – 5496412197

Morphologie – prismatische Kristalle.

Chemische Formel – $PbAs_2S_4$

Man muss sich auf der gesamten chemischen Formel konzentrieren.

Kristallsystem – monoklin.

Farbe des Minerals – grau, gräulich-schwarz.

Strichfarbe – schokoladenbraun.

Opazität – nicht durchsichtig.

Glanz – metallisch.

Härtegrad- 3.

Bruch – muschelig.

Tenazität – sehr brüchig.

Dichte – 5,08–5,12.

Die Dichte muss man gedanklich verringern auf **4**.

Zusätzlich – ein sehr seltenes Mineral.

Scorzalith – 5896412198

Morphologie – scharf pyramidale Kristalle, stäbchenförmige; feste, körnige Aggregate.

Klasse – Phosphate.

Chemische Formel – $Fe^{2+}Al_2(PO_4)_2(OH)_2$.

Man muss sich auf der gesamten chemischen Formel konzentrieren.

Kristallsystem – monoklin.

Farbe des Minerals – dunkles azurblau, blau, grünblau.

Strichfarbe – weiß übergehend ins hellblau.

Opazität – halbdurchsichtig.

Glanz – gläsern.

Härtegrad – 6.

Dichte – 3,33.

Schoepit – 5184913196

Morphologie – kurzprismatische Kristalle, stäbchenförmige.

Klasse – Oxide.

Chemische Formel – $(UO_2)_8 O_2 (OH)_{12} * 12H_2O$

Man muss sich auf der gesamten chemischen Formel konzentrieren.

Kristallsystem – rautenförmig.

Farbe des Minerals – bernstein-, zitronen- oder schwefelgelb.

Strichfarbe – gelb.

Opazität – durchsichtig.

Glanz – diamanten.

Härtegrad – 2,5.

Dichte – 4,8.

Radioaktivität – 5,270,032.39.

Die Radioaktivität muss Richtung 0 hinführen dadurch, dass man sich in der 0 eine Zahl vorstellt, die der Radioaktivität entspricht, und sich dann von oben die Zahlenreihe vorstellen, die dem Mineral entspricht.

Segelerit – 5896412981

Morphologie – kleine prismatische, nadelige Kristalle.
Klasse – Phosphate.
Chemische Formel – $CaMgFe^{3+}(PO_4)_2(OH) * 4H_2O$
Man muss sich auf der gesamten chemischen Formel konzentrieren.
Kristallsystem – rautenförmig.
Farbe des Minerals – grün, grünlich-gelb, weingelb, farblos, blaßgelb.
Strichfarbe – weiß.
Opazität – durchsichtig, halbdurchsichtig.
Glanz – gläsern.
Härtegrad – 4.
Dichte – 2,67.
Zusätzlich – ein Sammelmineral.

Seladonit – 8945916981

Morphologie – dünnschuppige Aggregate.
Chemische Formel – $KMgFe^{3+}Si_4O_{10}(OH)_2$
Man muss sich auf den ersten drei Symbolen der chemischen Formel konzentrieren, auf «K», «M», «g».

Kristallsystem – monoklin.

Farbe des Minerals – blaugrün, olivgrün, apfelgrün.

Man muss sich auf der olivgrünen Farbe des Minerals konzentrieren.

Opazität – halbdurchsichtig.

Glanz – glanzlos.

*Härtegrad – **2**.*

Tenazität – brüchig.

*Dichte – **2,95–3,05**.*

*Radioaktivität – **130.24**.*

Semseyit – 5142412198

Morphologie – prismatische, stäbchenförmige Kristalle; sphärische, strahlenförmige Kristalle.

Klasse – Sulfide.

Chemische Formel – $Pb_9Sb_8S_{21}$

Man muss sich auf der gesamten chemischen Formel konzentrieren.

Kristallsystem – monoklin.

Farbe des Minerals – stahlgrau, übergehend ins schwarz.

Strichfarbe – schwarz.

Opazität – nicht durchsichtig.

Glanz – metallisch.

*Härtegrad – **2,5**.*

Den Härtegrad muss man gedanklich verringern auf **1**.

Tenazität – brüchig.

*Dichte – **6,08**.*

Zusätzlich – ein Sammelmineral.

Senait – 5164812198

Klasse – Oxide.

Chemische Formel –
Pb(Mn,Y,U)(Fe,Zn)$_2$(Ti,Fe,Cr,V)$_{18}$(O,OH)$_{38}$

Man muss sich auf den fünf Symbolen konzentrieren, die die chemische Formel beenden, d.h. «**O**», «**O**», «**H**», Kennzahl «**3**», Kennzahl «**8**».

Kristallsystem – trigonal.

Farbe des Minerals – schwarz; ölig-grün, übergehend ins grünlich-schwarz.

Strichfarbe – braunschwarz.

Glanz – halbmetallisch.

*Härtegrad – **6–6,5**.*

Den Härtegrad muss man gedanklich verringern auf **5**.

Bruch – muschelig.

*Dichte – **5,301**.*

Senegalit – 5498913186

Dabei muss man die ersten Zahlen **549** bei der Konzentration gleichzeitig auf die mentale Konzentration hinführen, d.h. die Zahlenreihe anschauen in Form eines Gedankens und sich zusätzlich auf den ersten drei Zahlen konzentrieren.

Chemische Formel – $Al_2PO_4(OH)_3 * H_2O$

Bei der chemischen Formel muss man sich auf der gesamten chemischen Formel konzentrieren.

Kristallsystem – rautenförmig.

Farbe des Minerals – farblos, übergehend ins hellgelb.

Opazität – durchsichtig.

Glanz – gläsern.

*Härtegrad – **5,5**.*

Den Härtegrad muss man gedanklich verringern auf **4,3**.

*Dichte – **2,552**.*

Zusätzlich – ein Sammelmineral.

Sengierit – 8194172189

Morphologie – geschichtete Krusten, dünne sechseckige plattenförmige Kristalle.

Chemische Formel – $Cu_2(UO_2)_2(VO_4)_2(OH)_2 * 6H_2O$

Man muss sich auf den ersten drei Symbolen der chemischen Formel konzentrieren, d.h. auf «C», «u».

Kristallsystem – monoklin.

Farbe des Minerals – olivgrün, gelblich-grün.

Strichfarbe – hellgrün.

Opazität – durchsichtig.

Glanz – diamanten, gläsern.

*Härtegrad – **2,5**.*

Tenazität – brüchig.

*Dichte – **4,05**.*

*Radioaktivität – **3,566,751.97**.*

Zusätzlich – ein seltenes radioaktives Mineral.

Serandit – 5896412981

Morphologie – prismatische, faserige Kristalle; in Form von Körnern.

Klasse – Silikate.

Chemische Formel – $Na(Mn^{2+},Ca)_2Si_3O_8(OH)$

Man muss sich auf der gesamten chemischen Formel konzentrieren.

Kristallsystem – triklin.

Farbe des Minerals – blaßrosa, lachsrot, lachsorange, tieforange, rosarot, braun, farblos.

Strichfarbe – weiß.

Opazität – durchsichtig, halbdurchsichtig.

Glanz – gläsern, fettig.

*Härtegrad – **5–5,5**.*

Bruch – uneben.
Tenazität – brüchig.
*Dichte – **3,34**.*

Serpierit – 5896412894
Morphologie – stäbchenförmige Kristalle, Aggregate – Krusten, bündelförmige, traubenartige.
Klasse – Sulfate.
Chemische Formel – $Ca(Cu,Zn)_4(SO_4)_2(OH)_6*3H_2O$
Man muss sich auf den ersten beiden Symbolen der chemischen Formel konzentrieren – «**C**», «**a**».
Kristallsystem – monoklin.
Farbe des Minerals – dunkles himmelblau, himmelblau.
Strichfarbe – weiß oder blaßblau.
Opazität – durchsichtig.
Glanz – perlmuttern.
*Härtegrad – **2**.*
Bruch – eben.
Tenazität – brüchig.
*Dichte – **3,07**.*

Shattukit – 5193912987
Morphologie – körnige Aggregate, faserige.
Klasse – Silikate.

Chemische Formel – $Cu_5(SiO_3)_4(OH)_2$

Man muss sich auf den drei Symbolen konzentrieren, die die chemische Formel beenden – «O», «H», Kennzahl «2».

Kristallsystem – rautenförmig.

Farbe des Minerals – hellblau übergehend ins dunkelblau.

Strichfarbe - hellblau.

Opazität – halbdurchsichtig, durchsichtig oder durchscheinend

Glanz – seidig.

*Härtegrad – **3,5**, auf der polierten Oberfläche der Sphärolithe bis **6–7**.*

*Dichte – **4.11**.*

Die Dichte muss man gedanklich verringern auf **3**.

Shortit – 5183142187

Morphologie – keilförmige Kristalle, stäbchenförmige.

Klasse – Karbonate.

Chemische Formel – $Na_2Ca_2(CO_3)_3$

Man muss sich auf den ersten beiden Symbolen der chemischen Formel konzentrieren – «N», «a».

Kristallsystem – rautenförmig.

Farbe des Minerals – farblos, hellgelb, hellgrün

Opazität – durchsichtig.

Glanz – gläsern.

*Härtegrad – **3**.*

Bruch – muschelig.

Dichte – **2.6**.

Die Dichte muss man gedanklich verringern auf **1,1**.

Siderit – 5896412981

Morphologie – rhomboedrische Kristalle, prismatische, skalendoedrische; Spärolithe, körnige Gebilde.

Klasse – Karbonate

Chemische Formel – $FeCO_3$

Man muss sich auf der gesamten chemischen Formel konzentrieren.

Kristallsystem – trigonal.

Farbe des Minerals – gelblich-braun, gräulich-braun, blaßgelb, gelblich-weiß, farblos, grau, braun, grünlich-grau, rot, schwarz; an den Rändern ist oft ein metallisches, buntes, regenbogenartiges Farbenspiel.

Strichfarbe – weiß.

Opazität – durchscheinend an den Rändern bis halbdurchsichtig.

Glanz – gläsern, seidig, perlmuttern.

Härtegrad – **3,5–4,5**.

Bruch – stufig-uneben, selten muschelig oder dumpf.

Tenazität – mäßig brüchig.

Dichte – **3,96**.

Die Dichte muss man gedanklich verringern auf **2**.

Zusätzlich – industrielles Eisenerz.

Sillimanit – 5142183196

Morphologie – nadelige Kristalle, feste strahlenförmige Masse, faserige Aggregate.

Klasse – Silikate.

Chemische Formel – **Al_2OSiO_4**

Kristallsystem – rautenförmig.

Farbe des Minerals – farblos, weiß, gelb, braun, grün, grau.

Opazität – durchsichtig, halbdurchsichtig.

Glanz – gläsern, seidig.

Härtegrad – **6,5–7,5.**

Den Härtegrad muss man gedanklich verringern auf **5**.

Dichte – **3,24.**

Silvanit – 8943915196

Morphologie – kleine kurzprismatische Kristalle, dick stäbchenförmige, unvollständig-säulenartige; Dendriten; körnige und stäbchenförmige Aggregate.

Chemische Formel – **$(Au,Ag)_2Te_4$.**

Man muss sich auf der gesamten chemischen Formel konzentrieren.

Kristallsystem – monoklin.

Farbe des Minerals – auf den frischen Spaltflächen – silberweiß, mit bronzegelber Tönung, wird schwarz im Licht.

Strichfarbe – stahlgrau.

Opazität – nicht durchsichtig.

Glanz – metallisch.

Härtegrad – **2**.

Bruch – uneben.

Tenazität – brüchig.

Dichte – **7,9 – 8,3**.

Die Dichte muss man gedanklich verringern auf **6**.

Zusätzlich – Gold-und Silbertellurid.

Silvin – 5186412194

Morphologie – körnige Masse, kubische Kristalle.

Klasse – Halangenide.

Chemische Formel – **KCl**.

Man muss sich auf der gesamten chemischen Formel konzentrieren.

Kristallsystem – kubisch

Farbe des Minerals – farblos, grau, weiß, gelblich, übergehend ins rötliche, selten blau oder lila.

Strichfarbe – weiß.

Opazität – durchsichtig, halbdurchsichtig.

Glanz – gläsern.

*Härtegrad – **1,5–2**.*

Bruch – uneben.

Tenazität – brüchig.

*Dichte – **1,993**.*

*Radioaktivität – **730.82**.*

Die Radioaktivität muss man Richtung 0 führen durch Konzentration auf der ganzen Zahl der Radioaktivität und danach direkt auf der Zahlenreihe, die dem Mineral entspricht.

Skorodit – 5186142019

Morphologie – bipyramidale Kristalle, stäbchenförmige, prismatische; feste Aggregate, Spärolithe.

Klasse – Arsenate.

Chemische Formel – $Fe^{3+}AsO_4 \ast 2H_2O$.

Man muss sich auf den ersten beiden Symbolen der chemischen Formel konzentrieren – «**F**», «**e**».

Kristallsystem – rautenförmig.

Farbe des Minerals – grün, blaugrün, grau, gräulich-grün, blau, gelbbraun, fast farblos, lila.

Strichfarbe – grünlich-weiß.

Opazität – durchsichtig bis halbdurchsichtig oder durchscheinend.

Glanz – ähnlich dem diamantenen, gläsern, harzig.

*Härtegrad – **3,5–4**.*

Bruch – ähnlich dem muscheligen.
*Dichte – **3,27**.*
Die Dichte muss man gedanklich verringern auf **3**.
Zusätzlich – bei einem Schlag auf das Mineral kommt Knoblauchgeruch auf – ein Anzeichen der Anwesenheit von Arsen in der Zusammensetzung des Minerals – As.

Skutterudit – 5186412198
Morphologie – kubische Kristalle, oktaedrische, pentagondodekaedrische; körnige Aggregate
Klasse – Arsenide.
Chemische Formel – $CoAs_3$
Man muss sich auf der gesamten chemischen Formel konzentrieren.
Kristallsystem – kubisch.
Farbe des Minerals – zinnweiß übergehend ins silbergrau, grau.
Strichfarbe – schwarz.
Opazität – nicht durchsichtig.
Glanz – metallisch.
*Härtegrad – **5,5–6**.*
Bruch – uneben, muschelig.
*Dichte – **6,5**.*

Smithit – 8945916947

Morphologie – kleine isometrische Kristalle, stäbchenförmige.

Klasse – Sulfide.

Chemische Formel – $AgAsS_2$

Man muss sich auf der gesamten chemischen Formel konzentrieren.

Kristallsystem – monoklin.

Farbe des Minerals – blaßrot, orangerot, bräunlich-orange.

Strichfarbe – knallrot.

Opazität – nicht durchsichtig.

Glanz – diamanten.

*Härtegrad – **1,5–2**.*

Bruch – muschelig.

Tenazität – brüchig.

*Dichte – **4,88**.*

Soddyit – 5186412197

Morphologie – prismatische Kristalle, bipyramidale; radialstrahlenförmige Aggregate.

Klasse – Silikate.

Chemische Formel – $(UO_2)_2SiO_4 * 2H_2O$

Man muss sich auf der gesamten chemischen Formel konzentrieren.

Kristallsystem – rautenförmig.

Farbe des Minerals – *kanariengelb, bernsteingelb.*

Opazität – *durchsichtig, halbdurchsichtig, nicht durchsichtig.*

Glanz – *gläsern, fettig, glanzlos.*

Härtegrad 3–4.

Dichte – **4,627.**

Radioaktivität – **5,126,250.25.**

Spangolith – 5496412184

Morphologie – kurzprismatische Kristalle, stäbchenförmige.

Klasse – Sulfate.

Chemische Formel – $Cu_6AlSO_4(OH)_{12}Cl*3H_2O.$

Man muss sich auf den ersten beiden Symbolen der chemischen Formel konzentrieren.

Kristallsystem – trigonal.

Farbe des Minerals – *dunkles smaragdgrün, blaugrün.*

Strichfarbe – *blaßgrün.*

Opazität – *durchsichtig, halbdurchsichtig.*

Glanz – *gläsern.*

Härtegrad – 3.

Bruch – *muschelig.*

Opazität – brüchig.

Dichte – **3,14.**

Sphaerokobaltit – 5194918971

Morphologie – rhomboedrische Kristalle, scheibenartige; Sphärolithe.

Klasse – Karbonate.

Chemische Formel – $CoCO_3$.

Man muss sich auf der gesamten chemischen Formel konzentrieren.

Kristallsystem – trigonal.

Farbe des Minerals – rosa, übergehend ins rot.

Strichfarbe – rosa, rot.

Opazität – halbdurchsichtig.

Glanz – gläsern.

Härtegrad – 3–4.

Dichte – 4,13.

Die Dichte muss man gedanklich verringern auf **3**.

Sperrylith – 8945916497

Morphologie – kubische Kristalle, oktaedrische, pentagon-dodekaedrische.

Klasse – Arsenide.

Chemische Formel – $PtAs_2$

Man muss sich auf der gesamten chemischen Formel konzentrieren.

Kristallsystem – kubisch.

Farbe des Minerals – *zinnweiß.*

Strichfarbe – *dunkelgrau.*

Opazität – *nicht durchsichtig.*

Glanz – *stark, metallisch.*

Härtegrad – **6–7**.

Bruch – *uneben, muschelig.*

Tenazität – *brüchig.*

Dichte – **10,58**.

Stannin – 5942173198

Morphologie – *kleine kubische Kristalle, tetraedrische, flache pseudo-tetraedrische; unregelmäßige Körner, feste Masse.*

Klasse – *Sulfide.*

Chemische Formel – Cu_2FeSnS_4

Man muss sich auf der gesamten chemischen Formel konzentrieren.

Kristallsystem – *tetragonal.*

Farbe des Minerals – *grau, schwarz mit olivgrüner Tönung, blaßblau an der Oberfläche.*

Strichfarbe – *schwarz.*

Opazität – *nicht durchsichtig.*

Glanz – *metallisch.*

Härtegrad – **4**.

Den Härtegrad muss man verringern auf **3**.

Bruch – uneben.

*Dichte – **4,3–4,5**.*

Stephanit – 5183916149

Morphologie – kurzprismatische Kristalle; feste körnige Masse.

Chemische Formel – Ag_5SbS_4

Man muss sich auf der gesamten chemischen Formel konzentrieren.

Kristallsystem – rautenförmig.

Farbe des Minerals – grau und schwarz.

Strichfarbe – eisenschwarz.

Opazität – nicht durchsichtig.

Glanz – metallisch.

*Härtegrad – **2–2,5**.*

Bruch – ähnlich dem muscheligen.

Tenazität – brüchig.

*Dichte – **6,26**.*

Die Dichte muss man gedanklich verringern auf **5**.

Stillwellit -(Ce) – 3986412978

Morphologie – rhomboedrische Kristalle.

Klasse – Silikate.

Chemische Formel – $CeBSiO_5$.

Bei der chemischen Formel muss man sich auf den ersten beiden Symbolen konzentrieren – «C», «e».

Kristallsystem – *trigonal.*

Farbe des Minerals – *blaßes lila-grauhellrosa, bräunlich-gelb, orange.*

Opazität – *halbdurchsichtig.*

Glanz – *gläsern, fettig.*

Dichte – **4,57–4,6.**

Radioaktivität – **49,647.95.**

Die Radioaktivität muss man gedanklich Richtung 0 führen durch Konzentration auf der Zahlenreihe, die dem Mineral entspricht.

Stringhamit – 5314986989

Morphologie – *Kristalle*

Klasse – *Silikate.*

Chemische Formel – $CaCuSiO_4 * H_2O$

Man muss sich auf den ersten vier Symbolen der chemischen Formel konzentrieren – «C», «a», «C», «u».

Kristallsystem – *monoklin.*

Farbe des Minerals – *azurblau, blau.*

Opazität – *durchsichtig, halbdurchsichtig.*

Glanz – *gläsern.*

*Dichte – **3,16–3,18**.*

Strontianit – 5986413197

Morphologie – pseudohexagonale Kristalle, kurz-und langprismatische, nadelige und spießförmige; feste körnige Aggregate, säulenförmige, faserige.

Klasse – Karbonate.

Chemische Formel – **SrCO₃**

Man muss sich auf der gesamten chemischen Formel konzentrieren.

Kristallsystem – rautenförmig.

Farbe des Minerals – farblos, weiß, grau, hellgelb, grün, rosa, braun.

Strichfarbe – weiß.

Opazität – durchsichtig, halbdurchsichtig.

Glanz – gläsern, harzig.

*Härtegrad – **3,5**.*

Bruch – uneben, ähnlich dem muscheligen.

Tenazität – brüchig.

*Dichte – **3,74 – 3,78**.*

Die Dichte muss man gedanklich verringern auf **2,8**.

Sturmanit – 4965418987

Klasse – Sulfate

Chemische Formel –
$Ca_6(Fe^{3+}, Al, Mn^{2+})_2(SO_4)_2[B(OH)_4](OH)_{12} \cdot 25H_2O$

Man muss sich auf den ersten drei Symbolen der chemischen Formel konzentrieren – «**C**», «**a**», Kennzahl «**6**».

Kristallsystem – trigonal.

Farbe des Minerals – knallgelb, übergehend ins bernsteinfarbene.

Strichfarbe – blaßgelb, grünlich-gelb, bräunlich-orange.

Opazität – durchsichtig, halbdurchsichtig.

Glanz – gläsern, fettig.

*Härtegrad – **2,5**.*

Tenazität – brüchig.

*Dichte – **1,847**.*

Die Dichte muss man gedanklich verringern auf **1**.

Stewarit – 5489812197

Morphologie – faserige Aggregate.

Klasse – Phosphate.

Chemische Formel – $Mn^{2+}Fe^{3+}_2(PO_4)_2(OH)_2 * 8H_2O$

Man muss sich auf der gesamten chemischen Formel konzentrieren.

Kristallsystem – triklin.

Farbe des Minerals – gelb, übergehend ins bräunlich-gelb.

Opazität – durchsichtig, halbdurchsichtig.

Glanz – gläsern, seidig.

*Dichte – **2,94**.*

Die Dichte muss man gedanklich verringern auf **1,8**.

Sugilit – 2184915196

Morphologie – kleine prismatische Kristalle; in Form von unregelmäßigen Körnern, massive monokristallische Aggregate, nicht durchsichtige feste Masse.

Klasse – Silikate.

Chemische Formel – **$KNa_2(Fe^{2+},Mn^{2+},Al)_2Li_3Si_{12}O_{30}$**

Bei der chemischen Formel muss man sich auf das Symbol «**K**» konzentrieren.

Kristallsystem – hexagonal.

Farbe des Minerals – helles bräunlich-gelb, flieder, purpurrot, lila.

Glanz – gläsern.

*Härtegrad – **6–6,5**.*

*Dichte – **2,74**.*

Die Dichte muss man durch geistige Handlung gedanklich verringern auf **1,8**.

*Radioaktivität – **43,31**.*

Susannit – 53964129871

Chemische Formel – $Pb_4(SO_4)(CO_3)_2(OH)_2$

Man muss sich auf der gesamten chemischen Formel konzentrieren.

Kristallsystem – trigonal.

Farbe des Minerals – farblos, übergehend ins grünliche oder gelbliche.

Strichfarbe – weiß.

Opazität – durchsichtig, halbdurchsichtig.

Glanz – diamanten.

Härtegrad – **2,5–3**.

Dichte –**6,55**.

Suzukit - 3648915987

Klasse – Silikate.

Chemische Formel – $BaV^{4+}Si_2O_7$

Man muss sich auf der gesamten chemischen Formel konzentrieren.

Kristallsystem – rautenförmig.

Farbe des Minerals – knallgrün.

Strichfarbe – hellgrün.

Glanz – gläsern.

Härtegrad – **4–4,5**.

Dichte – **4**.

Sulphur, gediegen – 5896412987

Morphologie – einzelne Kristalle, Bürsten, Drusen.

Klasse – Gediegene.

Chemische Formel – S.

Man muss sich auf dem Symbol der chemischen Formel konzentrieren.

Kristallsystem – rautenförmig.

Farbe des Minerals – hellgelb; mit Beimischungen – dunkelbraun, knallrot, dunkelbraun, schwarz.

Strichfarbe – farblos, strohgelb.

Opazität – durchsichtig, halbdurchsichtig.

Glanz – harzig, fettig.

Man muss sich auf dem harzigen Glanz des gediegenen Sulphurs konzentrieren.

*Härtegrad – **1,5–2,5**.*

Den Härtegrad muss man gedanklich verringern auf **1**.

Bruch – uneben, muschelig.

Tenazität – sehr brüchig.

*Dichte – **2,07**.*

Die Dichte muss man gedanklich erhöhen auf **3**.

Zusätzlich – wird in folgenden Industriezweigen verwendet: Chemie, Zellstoffpapier, Leder, Gummi, Landwirtschaft.

Sulvanit – 6895412987

Morphologie – kubische Kristalle.

Klasse – Sulfide.

Chemische Formel – Cu_3VS_4

Man muss sich auf der gesamten chemischen Formel konzentrieren.

Kristallsystem – kubisch.

Farbe des Minerals – creme-gold, bronze, gelbgold.

Strichfarbe – schwarz.

Opazität – nicht durchsichtig.

Glanz – metallisch.

Härtegrad – 3,5.

Dichte – 4.

Sulfoborit – 6845912198

Morphologie – prismatische Kristalle, längliche, abgeflachte; Drusen.

Chemische Formel – $Mg_3|B(OH)_4|_2(SO_4)(OH,F)_2$

Man muss sich auf den ersten drei Symbolen der chemischen Formel konzentrieren – «M», «g», Kennzahl «3».

Kristallsystem – rautenförmig.

Farbe des Minerals – farblos, rötlich.

Opazität – durchsichtig.

Härtegrad – 4–4,5.

Tenazität – brüchig.

*Dichte – **2,38–2,45**.*

Die Dichte muss man gedanklich verringern auf **1**.

Sulfohalit – 3187412198

Morphologie – dodekaedrische Kristalle, oktaedrische.

Klasse – Sulfate.

Chemische Formel – $Na_6(SO_4)_2ClF$

Man muss sich auf der gesamten chemischen Formel konzentrieren.

Kristallsystem – kubisch.

Farbe des Minerals – farblos, grau, grünlich-gelb.

Opazität – durchsichtig.

Glanz – gläsern, fettig.

*Härtegrad – **3,5**.*

Den Härtegrad muss man gedanklich verringern auf **2**.

*Dichte – **2,43**.*

Svabit – 8945916948

Morphologie – prismatische Kristalle.

Chemische Formel – $Ca_5(AsO_4)_3F$

Man muss sich auf der gesamten chemischen Formel konzentrieren.

Kristallsystem – hexagonal.

Farbe des Minerals – farblos, hellgelb, grau, hellbraun.

Opazität – durchsichtig, halbdurchsichtig.

Glanz – gläsern, harzig.

Härtegrad – 5.

Tenazität – brüchig.

Dichte – 3,5 – 3,8.

Svanbergit – 5896412987

Morphologie – rhomboedrische Kristalle, pseudokubische; massive, körnige Aggregate.

Klasse – Phosphate und Sulfate.

Chemische Formel – $SrAl_3(SO_4)(PO_4)(OH)_6$

Man muss sich auf der gesamten chemischen Formel konzentrieren.

Kristallsystem – trigonal.

Farbe des Minerals – farblos, gelb, rötlich-braun, übergehend ins rosa.

Strichfarbe – weiß.

Opazität – halbdurchsichtig.

Glanz – diamanten, gläsern.

Härtegrad – 5.

Dichte – 3,2–3,24.

Zusätzlich – ein Sammelmineral.

Szenicsit – 5184985196

Chemische Formel – $Cu_3MoO_4(OH)_4$

Man muss sich auf der gesamten chemischen Formel konzentrieren.

Kristallsystem – rautenförmig.

Farbe des Minerals – dunkelgrün.

Strichfarbe – grün.

Opazität – durchsichtig, halbdurchsichtig.

Glanz – diamanten, perlmuttern.

Härtegrad – **3,5–4**.

Den Härtegrad muss man gedanklich verringern auf **2,8**.

Dichte – **4,26**.

T

Taaffeit – 8986412198

Morphologie – Kristalle

Klasse – Oxide.

Chemische Formel – $Mg_3BeAl_8O_{16}$

Man muss sich auf der gesamten chemischen Formel konzentrieren.

Kristallsystem – hexagonal.

Farbe des Minerals – dunkelblau, lila, rosa, braun, farblos, rot.

Strichfarbe – farblos, weiß.

Opazität – durchsichtig, halbdurchsichtig.

Glanz – gläsern.

Härtegrad – **8–8,5**.

Bruch – uneben, muschelig.

Tenazität – brüchig.

Dichte –3,6–3,613.

Die Dichte muss man gedanklich verringern auf **1,8**.

Zusätzlich – ein seltener Edelstein.

Tavorit – 1893412186

Morphologie – selten kleine Kristalle; dünnkörnige Aggregate, feste kryptokristalline Masse, Krusten.

Klasse – Phosphate.

Chemische Formel – **$LiFe^{3+}PO_4(OH)$**

Man muss sich auf den ersten vier Symbolen der chemischen Formel konzentrieren – «L», «i», «F», «e».

Kristallsystem – triklin.

Farbe des Minerals – grasgrün, gelbgrün.

Opazität – halbdurchsichtig, durchsichtig.

Glanz – gläsern.

Härtegrad – **5**.

Dichte – **3,288**.

Die Dichte muss man gedanklich verringern auf **2,8**.

Tazheranit – 1948915986

Morphologie – isometrische Kristalle, stäbchenförmige; kleine allomorphe Körner.

Klasse – Oxide.

Chemische Formel – $(Zr,Ti,Ca)O_{2-x}$

Man muss sich auf den ersten beiden Symbolen der chemischen Formel konzentrieren – «Z», «r».

Kristallsystem – kubisch.

Farbe des Minerals – orange, übergehend ins orangerot, orangegelb, kirschrot, apfelsinenorange-rot.

Glanz – diamanten, fettig.

Härtegrad – 7,5.

Dichte – 5,01.

Zusätzlich – ein seltenes Mineral.

Talmessit – 6483918984

Klasse – Arsenat.

Chemische Formel – $Ca_2Mg(AsO_4)_2 * 2H_2O$

Man muss sich auf den ersten beiden Symbolen der chemischen Formel konzentrieren – «C», «a».

Kristallsystem – triklin.

Farbe des Minerals – weiß, farblos, blaßgrün, bräunlich-rosa.

Opazität – durchsichtig.

Glanz – gläsern.

*Härtegrad – **5**.*
*Dichte – **3,2–3,5**, Mittelwert – **3,35**.*

Talkum– 8943196947
Morphologie – unregelmäßige Kristalle, plattenartige; blätterige, feste dünnkörnige Aggregate.
Klasse – Silikate.
Chemische Formel – $Mg_3Si_4O_{10}(OH)_2$
Man muss sich auf der gesamten chemischen Formel konzentrieren.
Kristallsystem – triklin.
Farbe des Minerals – farblos, weiß, grünlich-weiß, blaßgrün, grelles smaragdgrün übergehend ins dunkelgrün, gelblich, grau.
Man muss sich auf der weißen Farbe des Minerals konzentrieren.
Strichfarbe – weiß.
Opazität – halbdurchsichtig.
Glanz – fettig, perlmuttern, glanzlos.
*Härtegrad – **1**.*
Bruch – ähnlich dem muscheligen.
Tenazität – schnittfest, druckempfindlich.
*Dichte – **2,58–2,83**.*
Zusätzlich – wird in der Gummi-, Papier-, Lackindustrie ver-

wendet, in der Medizin, bei Parfüm- und Kosmetikherstellung.

Tangeit – 6943185948

Klasse – Vanadate.

Chemische Formel – $CaCuVO_4(OH)$

Man muss sich auf der gesamten chemischen Formel konzentrieren.

Kristallsystem – rautenförmig.

Farbe des Minerals – gelb, gelbgrün, olivgrün, grün, übergehend ins dunkelgrün.

Opazität – durchsichtig, halbdurchsichtig.

Glanz – gläsern, perlmuttern.

Man muss sich auf dem Perlmutterglanz des Minerals konzentrieren.

Härtegrad – 3,5.

Tenazität – brüchig.

Dichte – 3,5.

Tantalit-(Fe) – 5184912196

Morphologie – stäbchenförmige Kristalle, nadelige.

Klasse – Oxide.

Chemische Formel – $Fe^{2+}Ta_2O_6$

Man muss sich auf der gesamten chemischen Formel des Minerals konzentrieren.

Kristallsystem – rautenförmig.

Farbe des Minerals – eisenschwarz.

Strichfarbe – schwarz.

Opazität – nicht durchsichtig.

Glanz – gläsern, halbmetallisch.

Härtegrad – **6–6,5**.

Bruch – uneben, ähnlich dem muscheligen.

Tenazität – brüchig.

Dichte – **6,65–7,95**.

Tausonit – 5943915986

Morphologie – kleine kubische Kristalle.

Klasse – Oxide.

Chemische Formel – **SrTiO₃**

Man muss sich auf der gesamten chemischen Formel konzentrieren.

Kristallsystem – kubisch.

Farbe des Minerals – rot, rotbraun, orange, dunkelgrau, schwarz.

Opazität – halbdurchsichtig.

Glanz – diamanten.

Härtegrad – **6–6,5**.

Den Härtegrad muss man gedanklich verringern auf **5**.

Dichte – **4,88**.

Teineit – 8943916947

Morphologie – prismatische Kristalle.

Klasse – Oxide.

Chemische Formel – $Cu^{2+}Te^{4+}O_3 * 2H_2O$

Man muss sich auf den ersten drei Symbolen der chemischen Formel konzentrieren, also auf «C», «u» und Potenz «2».

Kristallsystem – rautenförmig.

Farbe des Minerals – himmelblau, kobaltblau, hellblau-grau.

Strichfarbe – blaßblau.

*Härtegrad – **2,5**.*

Tenazität – brüchig.

*Dichte – **3,8**.*

Tellur, gediegen – 8945916947

Morphologie – kleine prismatische Kristalle; feste Masse, dünnsäulige, dünnkörnige Aggregate; Dendriten.

Klasse – gediegene Elemente.

*Chemische Formel – **Te***

Man muss sich auf den Symbolen «T», «e» der chemischen Formel konzentrieren.

Kristallsystem – hexagonal.

Farbe des Minerals – zinnweiß.

Strichfarbe –grau.

Opazität – nicht durchsichtig.

Glanz – metallisch.

Härtegrad – **2–2,5**.

Tenazität – brüchig, aber lässt sich mit Messer schneiden.

Dichte – **6,1–6,3**.

Tellurit – 8945916947

Morphologie – nadelige Kristalle, dünn stäbchenförmige; radial-strahlenförmige Aggregate

Klasse – Oxide.

Chemische Formel – TeO_2.

Man muss sich auf der gesamten chemischen Formel konzentrieren.

Kristallsystem – rautenförmig.

Farbe des Minerals – weiß, übergehend ins gelb, knallgelb, übergehend ins orangegelb.

Man muss sich auf der weißen Farbe des Minerals konzentrieren.

Opazität – durchsichtig

Glanz – ähnlich dem diamanten

Härtegrad – **2**.

Dichte – **5,88–5,92**.

Tennantit – 5896412987

Morphologie – tetraedrische Kristalle, kubische, oktaedrische;

massive Aggregate, grob- und feinkörnige, feste.

Klasse – Sulfatsalze.

Chemische Formel – $Cu_{12}As_4S_{13}$

Man muss sich auf der gesamten chemischen Formel konzentrieren.

Kristallsystem – kubisch.

Farbe des Minerals – grauschwarz, stahlgrau, eisengrau, schwarz.

Strichfarbe – rötlich-grau, schwarz, rotbraun.

Opazität – nicht durchsichtig.

Glanz – metallisch.

Härtegrad – **3–4,5**.

Bruch – ähnlich dem muscheligen.

Tenazität – brüchig.

Dichte – **4,62**.

Terlinguait – 8945916947

Morphologie – isometrische Kristalle, prismatische, dicke stäbchenförmige, prismatisch-pyramidale, massive Aggregate; kristallische Krusten.

Chemische Formel – Hg_2OCl.

Man muss sich auf der gesamten chemischen Formel konzentrieren.

Kristallsystem – monoklin.

Farbe des Minerals – gelb, gelbgrün, braun, olivgrün. Die Farbe wechselt im Licht von gelb zu olivgrün.

Strichfarbe – zitronengelb.

Opazität – durchsichtig, halbdurchsichtig.

Glanz – diamanten.

*Härtegrad – **2–3**.*

Tenazität – brüchig.

*Dichte – **8,725**.*

Die Dichte muss man gedanklich verringern auf **7**.

Ternesit – 8945912198

Klasse – Silikate.

Chemische Formel – $Ca_5(SiO_4)_2SO_4$

Man muss sich auf der gesamten chemischen Formel konzentrieren.

Kristallsystem – rautenförmig.

Farbe des Minerals – blaßblau, braun, hellgrün, farblos.

Strichfarbe – weiß.

Glanz – gläsern.

*Härtegrad – **4.5–5**.*

*Dichte – **2,94–2,98**.*

Die Dichte muss man gedanklich verringern auf **1**.

Terksit– 58964129871

Klasse – Silikate.

Chemische Formel – $Na_4ZrSi_6O_{16}*2H_2O$

Man muss sich auf der gesamten chemischen Formel konzentrieren.

Kristallsystem – rautenförmig.

Farbe des Minerals – weiß, blaßflieder, übergehend ins lila.

Glanz – gläsern.

Härtegrad – **5**.

Den Härtegrad muss man gedanklich verringern auf **2**.

Dichte – **2,71**.

Tetraedrit – 8947915986

Morphologie – tetraedrische Kristalle, kubische, oktaedrische.

Klasse– Sulfatsalze.

Chemische Formel – $Cu_{12}Sb_4S_{13}$

Man muss sich auf den ersten beiden Symbolen der chemischen Formel konzentrieren – «**C**», «**u**».

Kristallsystem – kubisch.

Farbe des Minerals – stahlgrau bis eisenschwarz, silberenthaltende hellgraue Variationen.

Strichfarbe – eisenschwarz mit bräunlicher Tönung, braun, übergehend ins dunkelrot.

Opazität – nicht durchsichtig.

Glanz – metallisch am frischen Bruch, auf älterer Oberfläche glanzlos.

*Härtegrad – **3,5–4**.*

Den Härtegrad muss man gedanklich verringern auf **1**.

Bruch – ähnlich dem muscheligen.

Tenazität – brüchig.

*Dichte – **4,97**.*

Tenorit – 6489518974

Morphologie – längliche Kristalle, nadelige; dünnschuppige oder erdige Aggregate.

Klasse – Oxide.

*Chemische Formel – **CuO***

Man muss sich auf der gesamten chemischen Formel konzentrieren.

Kristallsystem – monoklin.

Farbe des Minerals – stahlgrau, grau, schwarz.

Strichfarbe – schwarz.

Opazität – nicht durchsichtig.

Glanz – metallisch.

*Härtegrad – **3,5**.*

Bruch – uneben, muschelig.

Tenazität – brüchig, dünne biegsame Schuppen, elastische.

*Dichte – **6,45**.*

Thaumasit – 8946915949

Morphologie – nadelige Kristalle, faserige; feste Aggregate.

Klasse – Silikate und Sulfate.

Chemische Formel – $Ca_3Si(OH)_6(SO_4)(CO_3) * 12H_2O$

Man muss sich auf der gesamten chemischen Formel konzentrieren.

Kristallsystem – hexagonal.

Farbe des Minerals – farblos, weiß.

Strichfarbe – weiß.

Opazität – durchsichtig, halbdurchsichtig.

Glanz – gläsern.

*Härtegrad – **3,5**.*

*Dichte – **1,88–1,9**.*

Die Dichte muss man gedanklich verringern auf **1**.

Thenardit (Glaubersalz) – 8946912978

Morphologie – bipyramidale Kristalle, stäbchenförmige; Drusen, körnige Aggregate.

Klasse – Sulfate.

Chemische Formel – Na_2SO_4

Man muss sich auf den ersten beiden Symbolen der chemischen Formel konzentrieren – «**N**», «**a**».

Kristallsystem – rautenförmig.

Farbe des Minerals – farblos, weiß, gräulich-weiß, gelblich-

weiß, rötlich-weiß, bräunlich-weiß, hellgrau.

Opazität – durchsichtig, halbdurchsichtig.

Glanz – gläsern, harzig.

Härtegrad – **2,5–3**.

Bruch – uneben, gezackt.

Tenazität – brüchig.

Dichte – **2,664**.

Zusätzlich – bildet sich in austrocknenden Salzseen.

Theophrastit– 5896412987

Morphologie – Krusten.

Klasse– Hydroxide.

Chemische Formel – **Ni(OH)$_2$**

Man muss sich auf der gesamten chemischen Formel konzentrieren.

Kristallsystem – trigonal.

Farbe des Minerals – smaragdgrün.

Strichfarbe – hellgrün.

Opazität – halbdurchsichtig.

Glanz – seidig.

Härtegrad – **3,5**.

Bruch – muschelig.

Dichte – **4,00**.

Thunkit – 8945916947

Morphologie – langprismatische Kristalle; unregelmäßige Körner, körnige Aggregate.

Klasse – Silikate.

Chemische Formel – $(Na,Ca,K)_8(Si_6Al_6)O_{24}(SO_4)_2Cl * 5H_2O$

Bei der chemischen Formel muss man sich auf den ersten beiden Symbolen konzentrieren – «N», «a».

Kristallsystem – hexagonal.

Farbe des Minerals – grün übergehend ins gelblich-grün, glasgrün.

Strichfarbe – weiß.

Glanz – gläsern.

Härtegrad – 5–5,5.

Dichte - 2,557.

Radioaktivität – 74,22.

Thorianit – 8945167194

Morphologie – große kubische Blockkristalle.

Klasse – Oxide.

Chemische Formel – ThO_2

Man muss sich auf der gesamten chemischen Formel konzentrieren.

Kristallsystem – kubisch.

Farbe des Minerals – dunkelgrau, braunschwarz.

Strichfarbe – grau, gräulich-grün, übergehend ins schwarz.

Glanz – harzig, halbmetallisch.

*Härtegrad – **6,5–7**.*

Bruch - uneben, ähnlich dem muscheligen.

Tenazität – brüchig.

*Dichte – **9,7**.*

Die Dichte muss man gedanklich verringern auf **1**.

*Radioaktivität – **1,505,305.42**.*

Die Radioaktivität gegen 0 führen kann man durch Handlung des Geistes zwischen der zweiten und der vierten Zahl der Radioaktivität, d.h. zwischen **5** und **5**, in dem Bereich, wo **0** ist. Dafür muss man sich mental vorstellen, dass die Zahlenreihe, die dem Mineral entspricht, sich an der Stelle befindet, wo die **0** zwischen **5** und **5** ist.

Thortveitit – 814916497

Morphologie – stäbchenförmige Kristalle, prismatische; großkörnige Aggregate, radial-strahlenförmige.

Klasse – Silikate.

Chemische Formel – $Sc_2Si_2O_7$

Man muss sich auf der gesamten chemischen Formel konzentrieren.

Kristallsystem – monoklin.

Farbe des Minerals – graugrün, gelblich-grau, rötlich-grau, gräulich-blau, rötlich-grau, fast schwarz.

Opazität – halbdurchsichtig.

Glanz – gläsern, wächsern.

Härtegrad – **6–7**.

Dichte – **3,5**.

Die Dichte muss man gedanklich verringern auf **2**.

Torbernit – 8947912196

Morphologie – stäbchenförmige Kristalle.

Klasse – Phosphate.

Chemische Formel – $Cu(UO_2)_2(PO_4)_2 * 12H_2O$

Man muss sich auf der gesamten chemischen Formel konzentrieren.

Kristallsystem – tetragonal.

Farbe des Minerals – smaragdgrün, grasgrün, lauchgrün, apfelgrün.

Man muss sich auf der smaragdgrünen Farbe des Minerals konzentrieren.

Strichfarbe – blaßgrün.

Opazität – durchsichtig, halbdurchsichtig.

Glanz – ähnlich dem diamantenen, gläsern, wächsern, perlmuttern.

Härtegrad – **2–2,5**.

Tenazität – brüchig.

*Dichte – **3,22**.*

Die Dichte muss man gedanklich verringern auf **1**.

*Radioaktivität – **3,705,087.28**.*

Die Radioaktivität Richtung 0 führen kann man durch geistige Handlung in dem Bereich, wo der Geist der Gedankenentwicklung zuvor kommt. Dafür muss man die Zahl der Radioaktivität zum Lichtstrahl senden, der in die Richtung geht, wo die Handlung des Geistes der Geschwindigkeit der Gedankens zuvor kommt, dann senkt sich die Radioaktivität Richtung 0 ab.

Trevorit – 8915942196

Chemische Formel – $NiFe^{3+}_2O_4$

Man muss sich auf der gesamten chemischen Formel konzentrieren.

Kristallsystem – kubisch.

Farbe des Minerals – schwarz mit grün oder brauner Tönung.

Strichfarbe – hellbraun.

Opazität – nicht durchsichtig.

Glanz – halbmetallisch.

*Härtegrad – **5**.*

Tenazität – brüchig.

*Dichte – **5,164**.*

Tremolit – 8196712194

Morphologie – kurzprismatische Kristalle, langprismatische.

Chemische Formel – $Ca_2Mg_5Si_8O_{22}(OH)_2$

Man muss sich auf der ersten beiden Symbolen der chemischen Formel konzentrieren, und auf den drei, die die chemische Formel beenden, d.h. «**C**», «**a**», «**O**», «**H**» Kennzahl «**2**».

Kristallsystem – monoklin.

Farbe des Minerals – weiß, braun, farblos, grau, hellgrün, hellgelb, rosa-lila.

Strichfarbe – weiß.

Opazität – durchsichtig, halbdurchsichtig.

Glanz – gläsern, seidig.

Härtegrad – **5–6**.

Tenazität – brüchig.

Dichte – **2,99–3,03**.

Die Dichte muss man gedanklich verringern auf **1**.

Trechmannit – 8916495197

Morphologie – prismatische Kristalle, isometrische.

Klasse – Sulfide.

Chemische Formel – $AgAsS_2$

Man muss sich auf der gesamten chemischen Formel konzentrieren.

Kristallsystem – trigonal.

Farbe des Minerals – tiefes zinnoberrot.

Strichfarbe – scharlachrot.

Opazität – durchsichtig, halbdurchsichtig.

Glanz – diamanten.

Härtegrad – **1,5–2**.

Bruch – muschelig.

Dichte – **4,78**.

Die Dichte muss man gedanklich verringern auf **3**.

Trigonit – 8945917949

Morphologie – keilförmige Kristalle.

Chemische Formel – $Pb_3Mn^{2+}(As^{3+}O_3)_2(As^{3+}O_2OH)$

Man muss sich auf der gesamten chemischen Formel konzentrieren.

Farbe des Minerals – gelb übergehend ins gelbbraun, dunkelbraun oder schwarz;

Strichfarbe – gelb.

Opazität – halbdurchsichtig.

Glanz – diamanten, gläsern.

Härtegrad – **2–3**.

Bruch – uneben.

Dichte – **6,1–7,1**.

Die Dichte muss man gedanklich verringern auf **5**.

Tridymit – 8916452987

Morphologie – stäbchenförmige Kristalle. Körnige Aggregate, schuppige, sphärische Rosetten.

Klasse– Oxide.

Chemische Formel – SiO_2

Man muss sich auf der gesamten chemischen Formel konzentrieren.

Kristallsystem – triklin.

Farbe des Minerals – farblos, weiß, gelblich-weiß, oder grau.

Strichfarbe – weiß.

Opazität – durchsichtig, halbdurchsichtig.

Glanz – gläsern.

Härtegrad – **6,5–7.**

Bruch – muschelig.

Tenazität – brüchig.

Dichte – **2,25–2,28.**

Triplit – 8945916947

Morphologie – in Form von festen, dichten Massen und großkörnigen Aggregaten, Kristallen.

Klasse– Phosphate.

Chemische Formel – $(Mn,Fe^{2+},Mg,Ca)_2(PO_4)(F,OH)$

Man muss sich auf den ersten beiden Symbolen der chemischen Formel konzentrieren – «**M**», «**n**».

Kristallsystem – monoklin.

Farbe des Minerals – braun, rotbraun, dunkelbraun, schwarz.

Strichfarbe – weiß übergehend ins braun.

Opazität – nicht durchsichtig.

Glanz – gläsern, harzig.

Härtegrad – **5–5,5**.

Bruch – uneben, ähnlich dem muscheligen.

Dichte – **3,5–3,9**.

Triphylin – 5916495987

Morphologie – Kristalle

Klasse – Phosphate.

Chemische Formel – $LiFe^{2+}PO_4$

Man muss sich auf der gesamten chemischen Formel konzentrieren.

Kristallsystem – rautenförmig.

Farbe des Minerals – braungrün, hellgrün-grau, es kann blaugraue Tönungen geben.

Strichfarbe – farblos übergehend ins grauweiß.

Opazität – durchsichtig, halbdurchsichtig.

Glanz – gläsern, harzig.

Härtegrad – **4–5**.

Bruch – uneben, ähnlich dem muscheligen.

Dichte – **3,5–3,58**.

Die Dichte muss man gedanklich verringern auf **2**.

Trolleit – 5812945873

Morphologie – massive Aggregate.

Klasse – Phosphate.

Chemische Formel – $Al_4(PO_4)_3(OH)_3$

Man muss sich auf den ersten beiden Symbolen der chemischen Formel konzentrieren – «**A**», «**l**».

Kristallsystem – monoklin.

Farbe des Minerals – hellgrün, farblos, hellblau-grün, blau.

Strichfarbe – weiß.

Opazität – durchsichtig, halbdurchsichtig.

Glanz – harzig, wächsern, fettig.

*Härtegrad – **5,5–6**.*

Bruch – uneben, ähnlich dem muscheligen.

Tenazität – brüchig.

*Dichte – **3,10**.*

Trona – 6814985987

Morphologie – stäbchenförmige Kristalle; schuppige Aggregate, säulenförmige, faserige.

Klasse – Karbonate.

Chemische Formel – $Na_3(HCO_3)(CO_3) * 2H_2O$

Man muss sich auf der gesamten chemischen Formel konzen-

trieren.

Kristallsystem – monoklin.

Farbe des Minerals – farblos, grauweiß, hellgelb.

Opazität – halbdurchsichtig.

Glanz – gläsern

*Härtegrad – **2,5**.*

Bruch – uneben, ähnlich dem muscheligen.

*Dichte – **2,14**.*

Die Dichte muss man gedanklich verringern auf **1**.

Tscheffkinit – 5186412198

Morphologie – plattenförmige Kristalle, prismatische

Klasse – Silikate.

Chemische Formel – $Ce_4(Ti,Fe^{2+},Fe^{3+})_5O_8(Si_2O_7)_2$

Man muss sich auf der gesamten chemischen Formel konzentrieren.

Kristallsystem – monoklin.

Farbe des Minerals – schwarz, pechschwarz, sammet-schwarz, dunkelbraun.

Glanz – harzig, halbmetallisch.

*Härtegrad – **5–5,5**.*

Bruch – muschelig oder uneben.

*Dichte – **4,5**.*

*Radioaktivität – **37,661.04**.*

Die Radioaktivität muss man gedanklich gegen 0 absenken durch Konzentration auf den ersten drei Zahlen der Zahlenreihe des Minerals.

Tugtupit – 8914986947

Morphologie – tetragonale Prisma-Kristalle; in Form von körnigen Aggregaten.
Klasse– Silikate.
Chemische Formel – $Na_4BeAlSi_4O_{12}Cl$
Man muss sich auf den ersten beiden Symbolen der chemischen Formel konzentrieren – «**N**», «**a**».
Kristallsystem – tetragonal.
Farbe des Minerals – weiß übergehend ins rosa, rot, dunkelrot mit lila Tönung, hellblau, grünlich.
Opazität – durchsichtig, halbdurchsichtig.
Glanz – gläsern, glanzlos, bis fast fettig.
*Härtegrad – **4**.*
Bruch – muschelig.
*Dichte – **2,33**.*
Die Dichte muss man gedanklich verringern auf **1**.

Tyrolit – 8945916947

Morphologie – blättrige, fächerförmige Aggregate, Belag, Kruste.

Chemische Formel – $Ca_2Cu_9(AsO_4)_4(CO_3)(OH)_8 * 11H_2O$

Man muss sich auf den ersten beiden Symbolen der chemischen Formel konzentrieren – «**C**», «**a**».

Kristallsystem – monoklin.

Farbe des Minerals – türkis, blau, blaugrün.

Strichfarbe – hellgrün bis blaugrün.

Opazität – durchsichtig, halbdurchsichtig.

Glanz – gläsern, seidig, perlmuttern.

*Härtegrad – **1,5–2**.*

Tenazität – schnittfest.

*Dichte – **3–3,2**.*

Die Dichte muss man gedanklich verringern auf **2**.

U

Ullmannit – 8915942916

Morphologie – kubische Kristalle, oktaedrische, kubooktaedrische; großkristallische Aggregate.

Chemische Formel – **NiSbS**

Man muss sich auf der gesamten chemischen Formel konzentrieren.

Kristallsystem – kubisch.

Farbe - stahlgrau, silberweiß, dunkelgrau mit glanzlosem Farbenspiel.

Strichfarbe - gräulich-schwarz.
Opazität – nicht durchsichtig.
Glanz - metallisch.
Härtegrad – **5–5,5.**
Bruch - uneben.
Dichte – **6,61–6,69.**

Ulrichit (Uraninit) – 5896712987

Morphologie – kubische Kristalle, oktaedrische.
Klasse – Phosphate.
Chemische Formel – **CaCu(UO$_2$)(PO$_4$)$_2$ * 4H$_2$O**
Man muss sich auf den ersten 2 Symbolen der chemischen Formel konzentrieren, auf «**C**», «**a**».
Kristallsystem – monoklin.
Farbe des Minerals – apfelgrün, kalkgrün.
Strichfarbe – weiß.
Opazität – durchsichtig, halbdurchsichtig.
Glanz – gläsern.
Spaltbarkeit – sehr intakt.
Härtegrad – **3–3,5.**
Dichte – **3,63.**
Radioaktivität – **2,922,420.69.**
Die Radioaktivität gegen 0 führen kann man durch Konzentration auf der ersten Zahl der Radioaktivität, d.h. auf der 2, und

danach direkt auf der Zahlenreihe die dem Mineral entspricht.

Umangit – 8916913987

Morphologie – plattenförmige Kristalle; dünnkörnige Aggregate.

Chemische Formel – Cu_3Se_2

Man muss sich auf der gesamten chemischen Formel konzentrieren.

Kristallsystem – tetragonal.

Farbe des Minerals – rot, hellblau-rot-schwarz, regebogen-lila-blau (an der Oberfläche).

Strichfarbe – schwarz.

Opazität – nicht durchsichtig.

Glanz – metallisch.

Härtegrad – 3.

Dichte – **5,62–6,78**.

Die Dichte muss man gedanklich verringern auf **1**.

Umohoit – 5198913194

Morphologie – plattenförmige Kristalle, nadelige.

Chemische Formel – $(UO_2)Mo^{6+}O_4 * 2H_2O$

Man muss sich auf der gesamten chemischen Formel konzentrieren.

Kristallsystem – triklin.

Farbe des Minerals – *schwarz, blauschwarz, dunkelgrün.*

Opazität – *nicht durchsichtig.*

Glanz – *gläsern.*

Spaltbarkeit – *sehr intakt, sehr intakt nach {001}.*

Härtegrad – *2.*

Dichte – **4,53–4,66.**

Radioaktivität– **3,882,185.43.**

Die Radioaktivität muss man gedanklich Richtung 0 führen durch Konzentration auf der ganzen Zahl der Radioaktivität und der mentalen Einführung der Radioaktivität ins Minus-Unendliche, d.h. die Struktur der vergangenen Zeit und in dieser Struktur mit der Zahl fixieren, die dem Mineral entspricht.

Uvit – 8956942198

Chemische Formel – $CaMg_3(Al_5Mg)(BO_3)_3Si_6O_{18}(OH)_3F$

Bei der chemischen Formel muss man sich gedanklich auf den ersten beiden Symbolen der chemischen Formel konzentrieren «C», «a».

Kristallsystem – *trigonal.*

Farbe des Minerals – *hellbraun, bräunlich-schwarz, braun, rotbraun, schwarz, grünlich-schwarz, blauschwarz, grün, farblos.* Man muss sich auf der grünen Farbe des Minerals konzentrieren.

Strichfarbe – *hellbraun, hellgrün, manchmal weiß.*

Opazität – durchsichtig, halbdurchsichtig.

Glanz – gläsern, harzig.

Härtegrad – **7,5**.

Den Härtegrad muss man gedanklich verringern auf **6,8**.

Bruch – uneben, muschelig.

Tenazität – brüchig.

Dichte – **2,97–3,14**.

V

Vayrynenit – 5486912197

Morphologie – prismatische und stäbchenförmige Kristalle, kristallkörnige Aggregate.

Klasse – Phosphate.

Chemische Formel – **$Mn^{2+}Be(PO_4)(OH)$**.

Man muss sich auf den ersten beiden Symbolen der chemischen Formel konzentrieren – «**M**», «**n**».

Kristallsystem – monoklin.

Farbe des Minerals – helles rosa, übergehend ins rosarot, lachsrosa, blaßgrau, braun.

Strichfarbe – weiß.

Opazität – durchsichtig, halbdurchsichtig.

Glanz – gläsern.

Härtegrad – **5**.

Den Härtegrad muss man gedanklich verringern auf **4**.

Bruch – uneben.

Tenazität – brüchig.

*Dichte – **3,22**.*

Valentinit – 3186412197

Morphologie – prismatische, stäbchenförmige Kristalle, radial-strahlenförmige schuppige Aggregate.

Klasse – Oxide.

Chemische Formel – Sb_2O_3.

Man muss sich auf der gesamten chemischen Formel konzentrieren.

Kristallsystem – rautenförmig.

Farbe des Minerals – farblos, weiß, hellgrau, hellgelb.

Strichfarbe – weiß.

Opazität – durchsichtig.

Glanz – diamanten, perlmuttern.

*Härtegrad – **2,5–3**.*

Tenazität – brüchig.

*Dichte – **5,76**.*

Die Dichte muss man gedanklich verringern auf **5,7**, dann gedanklich vergrößern auf **8,9**.

Vauxit – 5496412498

Morphologie – dichte Verwachsung von radial-strahlenförmigen Kristallen.

Klasse – Phosphate.

Chemische Formel – $Fe^{2+}Al_2(PO_4)_2(OH)_2 * 6H_2O$

Man muss sich auf den ersten beiden Symbolen der chemischen Formel konzentrieren «**F**», «**e**».

Kristallsystem – triklin.

Farbe des Minerals – himmelblau, blau, dunkelblau; blaßblau in den inneren Reflexionen und in der Durchsicht.

Strichfarbe – weiß.

Opazität – durchsichtig.

Glanz – gläsern.

*Härtegrad – **3,5**.*

Tenazität – brüchig.

*Dichte – **2,39–2,4**.*

Die Dichte muss man gedanklich verringern auf **1**.

Vesignieit – 3189142197

Morphologie – kleine, pseudohexagonale Aggregate.

Chemische Formel – $Cu_3Ba(VO_4)_2(OH)_2$

Man muss sich auf den ersten beiden Symbolen der chemischen Formel konzentrieren «**C**», «**u**».

Kristallsystem – monoklin

Farbe des Minerals – gelbgrün, dunkles olivgrün.

Strichfarbe – grünlich.

Opazität – halbdurchsichtig.

Glanz – gläsern.

*Härtegrad – **4**.*

*Dichte – **4,56**.*

Villiamit – 4987918964

Morphologie – kubische Kristalle, körnige Aggregate.

Klasse – Fluoride.

Chemische Formel – **NaF**.

Man muss sich auf der gesamten chemischen Formel konzentrieren.

Kristallsystem – kubisch.

Farbe des Minerals – dunkles karminrot, dunkelrot, dunkles Kirschrot, helles orange, rosa, manchmal farblos.

Strichfarbe – weiß, rosaweiß.

Opazität – durchsichtig.

Glanz – gläsern.

*Härtegrad – **2–2,5**.*

Tenazität – brüchig.

*Dichte – **2,79**.*

Zusätzlich – ein seltenes Sammelmineral.

Volborthit – 8516412187

Morphologie – dreieckige plattenförmige Kristalle, sechsekkiger Umriss; Aggregate – schuppige, schwammige, faserige Krusten, kugelförmige, rosettenartige, netzförmige.

Klasse – Vanadate.

Chemische Formel – $Cu_3V_2O_7(OH)_2 * 2H_2O$

Man muss sich auf der gesamten chemischen Formel konzentrieren.

Kristallsystem – monoklin.

Farbe des Minerals – olivgrün, gelblich-grün.

Opazität – halbdurchsichtig.

Glanz – gläsern, wächsern, fettig, perlmuttern.

Härtegrad – 3,5.

Den Härtegrad muss man gedanklich verringern auf **2**.

Dichte – 3,5–3,8.

W

Wardit – 3612197814

Morphologie – körnige Aggregate, faserige, sphärolithisch; pyramidale Kristalle.

Klasse – Phosphate

Chemische Formel – $NaAl_3(PO_4)_2(OH)_4 * 2H_2O.$

Man muss sich auf der gesamten chemischen Formel konzen-

trieren, und dann einzeln auf den drei Endsymbolen – «**H**», Kennzahl «**2**», «**O**».

Kristallsystem – tetragonal.

Farbe des Minerals – farblos, weiß, hellblau, übergehend ins grün, gelbgrün, hellgelb, braun.

Opazität – durchsichtig, nicht durchsichtig.

Glanz – gläsern.

*Härtegrad – **5**.*

*Dichte – **2,81–2,87**.*

Die Dichte muss man gedanklich verringern auf **1,7**.

Zusätzlich – dekorativer Halbedelstein.

Wattersit – 8196412198

Morphologie – prismatische Kristalle, längliche; in Form von festen körnigen Aggregaten.

Klasse – Chromate.

Chemische Formel – $Hg^+_4Hg^{2+}Cr^{6+}O_6$

Man muss sich auf den ersten beiden Symbolen der chemischen Formel konzentrieren – «**H**», «**g**».

Kristallsystem – monoklin.

Farbe des Minerals – dunkelrot-braun, übergehend ins schwarz.

Strichfarbe – dunkel-ziegelrot.

Opazität – nicht durchsichtig.

Glanz – halbmetallisch.

*Härtegrad – **4,5**.*

Bruch – muschelig.

Tenazität – brüchig.

*Dichte – **8,91**.*

Die Dichte muss man gedanklich verringern auf **1**.

Wavellit – 8943915197

Morphologie – nierenförmige Kristalle, radial-strahlenförmige Aggregate.

Klasse – organische Verbindungen.

Chemische Formel – $CaC_2O_4 * H_2O$

Man muss sich auf den ersten beiden Symbolen der chemischen Formel konzentrieren – «**C**», «**a**».

Kristallsystem – monoklin.

Farbe des Minerals – weiß, gelb, braun, farblos.

Opazität – durchsichtig, halbdurchsichtig.

Glanz – gläsern, perlmuttern.

*Härtegrad – **2,5–3**.*

Bruch – muschelig.

Tenazität – sehr brüchig.

*Dichte – **2,21–2,23**.*

Wendwilsonit– 5196412197

Morphologie – kurzprismatische Kristalle, spitzendige prismatisch-bipyramidale.

Klasse – Arsenate.

Chemische Formel – $Ca_2Mg(AsO_4)_2 \times 2H_2O$

Man muss sich auf den ersten drei Symbolen der chemischen Formel konzentrieren – «C», «a», Kennzahl «2».

Kristallsystem – monoklin.

Farbe des Minerals – blaßrosa übergehend ins rot.

Opazität – durchsichtig, halbdurchsichtig.

Glanz – gläsern.

Härtegrad – 3–4.

Dichte – 3,52.

Weloganit – 3684915197

Morphologie – langprismatische, sich verengende oder bipyramidale Kristalle.

Chemische Formel – $Na_2Sr_3Zr(CO_3)_6 * 3H_2O$.

Bei der chemischen Formel muss man sich auf den ersten beiden und auf den letzten drei Symbolen konzentrieren, d.h. «N», «a», «H», Kennzahl «2», «O».

Kristallsystem – triklin.

Farbe des Minerals – hellgelb, bernsteingelb, weiß.

Strichfarbe – weiß.

Opazität – halbdurchsichtig.

Glanz – gläsern.

*Härtegrad – **3,5**.*

Bruch – muschelig.

*Dichte – **3,20–3,22**.*

Die Dichte muss man gedanklich verringern auf **2,7**.

Whitmoreit – 8915942916

Morphologie – pseudo-rhombische Kristalle, prismatisch-nadelige.

Klasse – Phosphate.

Chemische Formel – $Fe^{2+}Fe^{3+}_2(PO_4)_2(OH)_2 * 4H_2O$

Man muss sich gedanklich auf der gesamten chemischen Formel konzentrieren.

Kristallsystem – monoklin.

Farbe des Minerals – gelbbraun, grünlich-braun.

Opazität – halbdurchsichtig.

Glanz – ähnlich dem diamantenen, gläsern.

*Härtegrad – **3**.*

*Dichte – **2,87**.*

Die Dichte muss man gedanklich verringern auf **1**.

Wischnewit – 6975412198

Morphologie – uneben körnige Masse, prismatische Kristalle.

Klasse – Alumosilikat.

Chemische Formel – $Na_8(AlSiO_4)_6O_{24}(SO_4)*2H_2O$

Man muss sich auf der gesamten chemischen Formel konzentrieren.

Kristallsystem – hexagonal.

Farbe des Minerals – farblos, hellblau, orange-gelb, weiß, blaßlila.

Strichfarbe – weiß.

Opazität – durchsichtig, durchscheinend.

Glanz – gläsern, perlmuttern.

Härtegrad – 5–6.

Den Härtegrad muss man gedanklich verringern auf **4**.

*Dichte – **2,32–2,42**, Mittelwert – **2,37**.*

*Radioaktivität – **53.58**.*

Zusätzlich – benannt nach dem Ursprungsort – Kirschberge, Südural, Russland.

Witherit – 6945912197

Morphologie – in Form von fester dichter Masse, nierenförmig, kugelförmig, traubenartig, faserigen kristallinen Aggregaten, kleine Kristalle, die linsenförmig oder prismaförmig sind.

Klasse - Karbonate.

Chemische Formel – $BaCO_3$

Kristallsystem – rautenförmig.

Farbe des Minerals – farblos, weiß, gräulich, hellgelb; farblos in den inneren Reflexionen und in der Durchsicht.

Strichfarbe – weiß.

Opazität – durchsichtig, halbdurchsichtig.

Glanz – gläsern bis fettig.

Härtegrad – 3–3,5.

Bruch – uneben, manchmal uneben-muschelig.

*Dichte – **4,289–4,293**.*

Die Dichte muss man gedanklich verringern auf **4,1**.

Zusätzlich – Rohstoff auf Barium. Ursprung in England, USA, Turkmenien.

Wismut (gediegenes) – 3987814984

Morphologie – selten pseudo-kubische Kristalle, Skelettkristalle, Dendriten.

Klasse – gediegen.

Chemische Formel – **Bi**

Man muss sich auf den Symbolen «**B**» und «**i**» der chemischen Formel konzentrieren.

Kristallsystem – trigonal.

Farbe des Minerals – rötlich-weiß, übergehend ins cremeweiß; rosa schillernde Oberfläche, gelblich oder bläulich.

Strichfarbe – silbrig-weiß.

Opazität – nicht durchsichtig.

Glanz – metallisch.
Härtegrad – **2–2,5**.
Tenazität – verformbar, schnittfest.
Dichte – **9,7–9,83**.
Die Dichte muss man gedanklich verringern auf **8**.

Wöhlerit– 5642912187

Morphologie – prismatische, stäbchenförmige Kristalle.
Chemische Formel – $NaCa_2(Zr,Nb)(Si_2O_7)(O,F)_2$.
Man muss sich auf der gesamten chemischen Formel konzentrieren.
Kristallsystem – monoklin.
Farbe des Minerals - hellgelb, übergehend ins dunkelgelb, braun, grau.
Strichfarbe – gelblich-weiß.
Opazität – durchsichtig, halbdurchsichtig.
Glanz – gläsern, fettig, glanzlos.
Härtegrad – **5,5–6**.
Bruch – eben, muschelig.
Tenazität – brüchig.
Dichte – **3,40–3,44**.
Die Dichte muss man gedanklich verringern auf **2,8**.

Wohlframit - 5184192187

Morphologie – tafelförmige, dicktatelige, prismatische Kristalle mit vertikaler Schraffur, kleine tafelförmige Körner und großkörnige Aggregate.

Chemische Formel – $(Fe,Mn,Mg)WO_4$ *charakteristisch sind die Zusätze* MgO, Ta_2O_5, Nb_2O_5, ThO_2, Sc_2O_3

Bei der chemischen Formel muss man sich auf die ersten beiden Symbole konzentrieren «**F**» und «**e**».

Kristallsystem – monoklin.

Farbe des Minerals – bräunlich-schwarz, rötlich-braun, schwarz.

Strichfarbe – orange-gelb, schokobraun.

Glanz – hell diamanten bis halbmetallisch.

Opazität - nicht durchsichtig bis halbdurchsichtig und durchsichtig in den dünnen Spaltflächen.

Härtegrad – 5–5,5.

Den Härtegrad muss man gedanklich verringern auf **4**.

Bruch – uneben.

Dichte – 6,7–7,5.

Die Dichte muss man gedanklich verringern auf **3**.

Zusätzlich: das wichtigste Erzmineral, aus dem Wolfram gewonnen wird. Bei Hohen Konzentrationen von Sc und Ta darin können sie beiläufig extrahiert werden.

Y

Yushkinit – 5183154187

Chemische Formel – $(Mg,Al)(OH)_2VS_2$

Man muss sich auf der gesamten chemischen Formel konzentrieren.

Kristallsystem – hexagonal.

Farbe des Minerals – rosa-purpur.

Opazität – nicht durchsichtig.

Glanz – metallisch.

Härtegrad – **1**.

Dichte – **2,94**.

Die Dichte muss man gedanklich verringern auf **1,9**.

Z

Zeophyllit – 5186412197

Morphologie – radial-strahlenförmige Aggregate.

Klasse – Silikate.

Chemische Formel – $Ca_{13}Si_{10}O_{28}(OH)_2F_8 * 6H_2O$

Man muss sich auf den ersten zwei Symbolen der chemischen Formel konzentrieren und auf den letzten drei, d.h. – «C», «a», «H», Kennzahl «2», «O».

Kristallsystem – triklin.

Farbe des Minerals – weiß.

Opazität – halbdurchsichtig.

Glanz – perlmuttern.

*Härtegrad – **3**.*

*Dichte – **2,747–2,764**.*

*Die Dichte muss man gedanklich verringern auf **1,2**.*

Zink, gediegen – 5138483196

Morphologie – körnige Aggregate, Verwachsungen.

Klasse – gediegene Elemente.

*Chemische Formel – **Zn***

Man muss sich auf dem Buchstaben «Z» bei der chemischen Formel konzentrieren.

Kristallsystem – hexagonal.

Farbe des Minerals – weiß metallisch.

Strichfarbe – leicht gräulich.

Opazität – nicht durchsichtig.

Glanz – metallisch.

*Härtegrad – **2**.*

Bruch – gezackt.

Tenazität – brüchig.

*Dichte – **6,9–7,2**.*

Die Dichte muss man gedanklich verringern auf **5**.

Zinckenit – 5138942197

Morphologie – dünnprismatische rillige Kristalle; radial-strahlenförmige Aggregate, feste Massen.

Chemische Formel – $Pb_9Sb_{22}S_{42}$

Man muss sich auf den ersten drei Symbolen konzentrieren, die die chemische Formel beenden, d.h. «S», Kennzahl «4», Kennzahl «2».

Kristallsystem – hexagonal.

Farbe des Minerals – stahlgrau mit Regenbogenfarbspiel.

Strichfarbe – stahlgrau, beim Feinschliff mit brauner Tönung.

Opazität – nicht durchsichtig.

Glanz – metallisch.

Härtegrad – 3 – 3,5.

Bruch – uneben.

Dichte – 5,25 – 5,35.

Zinkit – 8916483194

Morphologie – pyramidale Kristalle, prismatische; vereinzelte Körner, körnige Aggregate, feste Massen.

Klasse – Oxide.

Chemische Formel – **ZnO**

Man muss sich auf der gesamten chemischen Formel konzentrieren.

Kristallsystem – hexagonal.

Farbe des Minerals – *rot, orange, gelb, weiß.*

Strichfarbe – *orange-gelb.*

Opazität – *durchsichtig, halbdurchsichtig, nicht durchsichtig.*

Glanz – *ähnlich dem diamanten.*

Härtegrad – **4**.

Bruch – *muschelig.*

Tenazität – *brüchig.*

Dichte – **5,64 – 5,68**.

Die Dichte muss man gedanklich verringern auf **4,8**.

Zippeit – 8916193197

Morphologie – *linsenförmige Kristalle; nierenförmige Aggregate, radial-strahlenförmige.*

Klasse – *Sulfate.*

Chemische Formel – $\mathbf{K_3(UO_2)_4(SO_4)_2O_3(OH) * 3H_2O}$

Man muss sich auf dem ersten Symbol der chemischen Formel konzentrieren, auf «**K**».

Kristallsystem – *rautenförmig.*

Farbe des Minerals – *goldgelb, hellgelb, orangegelb.*

Strichfarbe – *weiß, gelb.*

Opazität – *halbdurchsichtig.*

Glanz – *seidig, glanzlos.*

Härtegrad – **2**.

Dichte – **3,66**.

*Radioaktivität – **4,565,953.43**.*

Die Radioaktivität muss man gegen 0 führen durch Konzentration auf der Zahlenreihe, die dem Mineral entspricht.

Zirkelit – 8935412198

Morphologie – kleine isometrische Kristalle, pseudokubische, abgeflacht-oktaedrische.

Klasse – Oxide.

Chemische Formel – **(Ca,Ce,Y,Fe)×(Ti,Zr,Th)$_3$O$_7$**

Man muss sich auf den ersten drei Symbolen der chemischen Formel konzentrieren, d.h. auf «C», «a».

Kristallsystem – kubisch.

Farbe des Minerals – schwarz, rotbraun, braun bis fast gelb.

Strichfarbe – braunschwarz.

Opazität – nicht durchsichtig.

Glanz – diamanten, gläsern, fettig, halbmetallisch, glanzlos.

*Härtegrad – **5,5**.*

Bruch – uneben, ähnlich dem muscheligen.

Tenazität – brüchig.

*Dichte – **4,741**.*

*Radioaktivität – **119,140.2.1***

Die Radioaktivität muss man gegen 0 führen durch Konzentration auf den Zahlen, die der Zahlenreihe des Minerals entsprechen.

Bei der Arbeit mit Mineralen muss man beachten, dass die Handlung der Seele im Bereich der Information stattfindet, die der Information entspricht, die der Handlung des Geistes vorangeht. D.h. auf diese Weise können Sie die Steuerung entwikkeln, damit die Handlung in dem Bereich stattfindet, der bereits von der Seele realisiert wurde in Richtung der ewigen Entwicklung von Ihnen und allen anderen.

ONLINE-SHOP
WWW.SVET-CENTRE.COM

"LIEBER LESER, WOLLEN SIE MEHR ERFAHREN ÜBER DAS WISSEN UND DIE METHODEN DER RUSSISCHEN HEILKUNST ODER DER MODERNSTEN PHYSIK? WIR PUBLIZIEREN LAUFEND NEUE ÜBERSETZUNGEN AUS DEM EINMALIGEN WISSENSSCHATZ VON GIGORI GRABOVOI UND ANDEREN NAMHAFTEN AUTOREN.

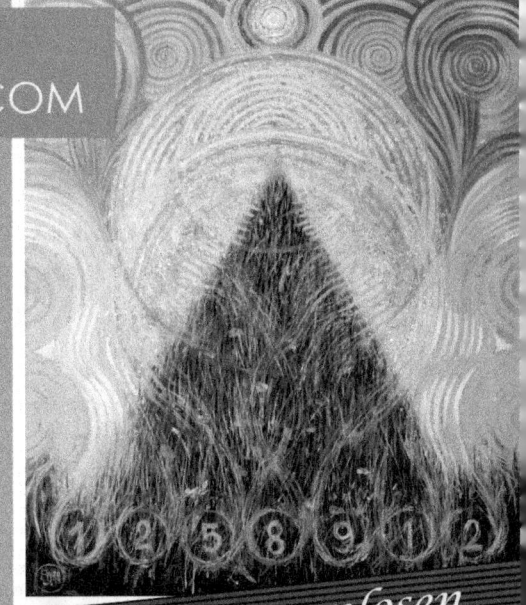

Abonnieren Sie unseren kostenlosen

NEWSLETTER

UND ERHALTEN SIE INTERESSANTE ANGEBOTE

Anmeldung über
www.svet-centre.com

oder per email:
news@svet-centre.com

Immer aktuell und ganz persönlich informiert
Mit dem **www.svet-centre.com**-Newsletter informieren wir Sie regelmäßig per E-Mail über unsere aktuellen Angebote, Seminare, Webinare, Workshops und weitere interessante Themen. Völlig kostenlos und unverbindlich.

SEMINARE IN HAMBURG
(DIREKT IM SVET ZENTRUM) www.svet-centre.com

WEITERE SEMINARE
(DEUTSCHLAND/ ÖSTERREICH/ SCHWEIZ/ EUROPE/ETC.)
WWW.SVET-CENTRE.COM

AKTUELLE WEBINARE/ ONLINE-SEMINARE/DVD´S/CD´S
WWW.SVET-CENTRE.COM

Die Steuerung. Die Konzentration. Das Denken.

In dieser Lehre als Element der Steuerung tritt an erste Stelle die Aufgabe der Rettung Aller durch die Technologie der Nutzung verschiedener Elemente der Steuerung auf: die Seele, der Geist, das Bewusstsein, der physische Körper und so weiter.

Diese Lehre begreifend, kann jeder Mensch der Herr seines Schicksals werden. Der angebotene Kurs des Seminars schließt verschiedene Methoden der Steuerung der Ereignisse, des eigenen Lebens (Innere und Äußere Ereignisse) ein, wohin auch die Wiederherstellung der Gesundheit eingeht, zulassend, das eigene Bewusstsein auszudehnen und zu lernen, die uns umgebende Realität zu steuern.

Wir möchten klarstellen, dass die Methoden der Konzentrationen des Bewusstseins eben als Methoden der Konzentrationen gibt, und nicht der Meditationen. Der Unterschied besteht im Folgenden: bei bestimmten Meditation ist es erforderlich, den Prozess des Denkens abzuschalten und, zu versuchen sich im umgebenden Raum aufzulösen und mit ihm zu verschmelzen, und die Konzentrationen nach unseren Methoden vermuten gerade das Vorhandensein während der Konzentrationen des Prozesses des Denkens, aber nur des richtigen Denkens und durch das Denken, durch die Konzentration auf der Aufgabe, an der Sie arbeiten, wird eben das Ziel der Steuerung erreicht. Die Einstellung während der Arbeitszeit an seinen Aufgaben auf das allgemeine Wohl beschleunigt den Prozess der Errungenschaft des Ergebnisses. Das richtige Denken bedeutet in jeder unserer Handlungen, in jeder Situation die grenzenlose Liebe Gottes zu uns zu sehen. Erinnern Sie sich! Alles was gemacht wird, geschieht zum Besten. Wenn wir beginnen werden, zu verstehen, dass alle Ereignisse im Leben zu einem bestimmten Ziel geschehen, wobei im globalen Maßstab gibt es nur ein einziges Ziel — unsere ewige Entwicklung, so werden wir verstehen, dass alles und immer zu unserem Besten geschieht, da in jeder unserer Handlung die Handlung des Schöpfers anwesend ist. Und die Handlung Gottes ist Seine Liebe, die persönlich zu jedem und zu Allen zusammen gerichtet ist. Die Anwesenheit der Liebe Gottes in jedem Ereignis lässt maximal zu, die möglichen negativen Folgen unsere nicht schöpferischen Handlungen (negative Gedanken, Wörter, Gefühle, Emotionen) zu minimieren. Eben so kann man die Empfehlung entziffern: Danken Sie Gott für alles Gute und Schlechte. In schwersten Minuten unseres Lebens trägt Er uns auf seinen Händen. Wenn man das Niveau der Entwicklung unseres Bewusstseins berücksichtigt, so sind alle ungünstigen Ereignisse, einschließlich die Krankheiten- Lehren, die wir mit Ihnen für die Strukturierung unseres Bewusstseins und der erfolgreichen Realisierung der Aufgabe Gottes — der ewigen harmonischen Entwicklung des Menschen und der ganzen ihn umgebenden Realität durchgehen müssen.

Vorträge:

Die Ausbildung auf den Seminaren und Vorlesungen erfolgt nicht nur verbal über Worte und deren Inhalt, sondern auch auf der Ebene der Seele. Das, was der Mensch auf der Ebene des Bewusstseins nicht versteht, versteht er auf der Ebene der Seele. Die Seele nimmt das Wissen wahr und zeigt es später als Ergebnis auf der physischen Ebene. Das heißt, dem Menschen braucht man bei dieser Methodik nur zu erklären, wie etwas geschieht und auf der Ebene der geistigen Strukturen wird es zum inneren Wissen.

Das Licht des Wissens nimmt jeder Mensch wahr, unabhängig von seinem Bewusstsein. Mit diesem Wissen und den Methoden zur Anwendung kann jeder Mensch sich selbst und Anderen helfen Gesundheit wiederzuerlangen und Ereignisse zu harmonisieren.

Seit 2000 arbeiten wir praktisch mit dieser Lehre, entwickeln sie und uns weiter und vermitteln ständig alle Erkenntnisse an interessierte Menschen. Alle Methoden und Techniken sind durch persönliche Erfahrungen geprüft und bestätigt. Wir stehen auch in Verbindung mit den Instituten in Russland, um neue Erkenntnisse in unsere Arbeit zu integrieren.

www.ingramcontent.com/pod-product-compliance
Lightning Source LLC
Chambersburg PA
CBHW050844230426
43667CB00012B/2143